たった5分!

食べ方を
少し変えるだけで

糖尿病 心筋梗塞 脳梗塞 認知症 がん

病気にならない!

好きなものを食べ続ける!

をかなえる本

梶山静夫
梶山内科クリニック院長

今井佐恵子
京都女子大学教授

主婦と生活社

一生、元気でいるために大事なのは「血糖値」。

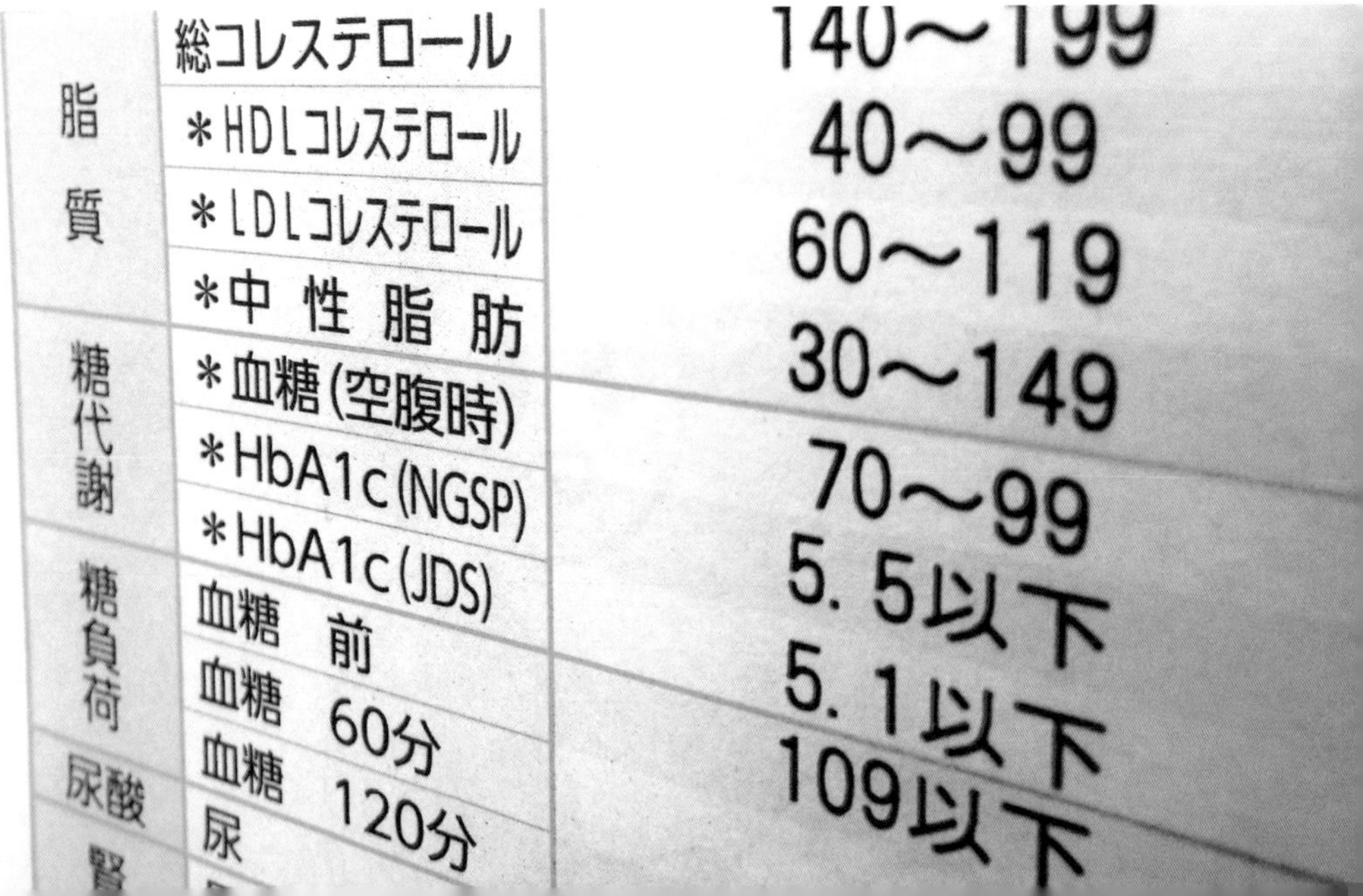

脂質
総コレステロール
140～199
＊HDLコレステロール
40～99
＊LDLコレステロール
60～119
＊中性脂肪
30～149
糖代謝
＊血糖(空腹時)
70～99
＊HbA1c(NGSP)
5.5以下
＊HbA1c(JDS)
5.1以下
糖負荷
血糖 前
109以下
血糖 60分
血糖 120分
尿酸
尿

かつては、血糖値を正常に整えることは
糖尿病とその予備群の人が気をつけるべきことでした。

ですがいまは、

「健康だ」

「糖尿病にはなってない」

という人にとっても必要だとわかりました。

「人生」と
「血糖値」には、
大いに関係があります!

認知症の予防に！

血糖値がコントロールできると、アルツハイマー型認知症の原因「アミロイドβ」が分解されやすくなって、認知症予防に通じる。

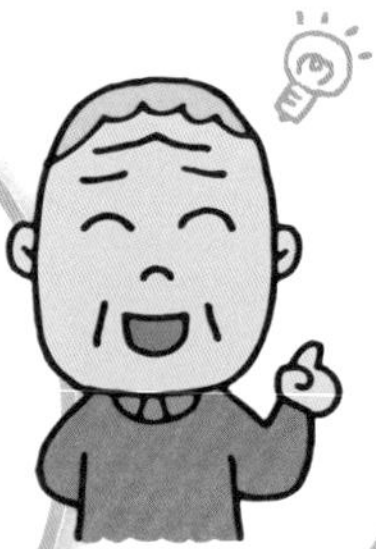

がん予防に

高血糖が長引くと体内で酸化ストレスが生じ、がんを引き起こす危険性が！
このリスクを抑えるには、日頃から血糖値を整えること。

て生活をすると、
人にも
しい効果が
できる！

老化の予防に

高血糖で、体内の余分な糖とたんぱく質が結合すると、「体のコゲ」といわれるAGEが発生し、老化の原因に！

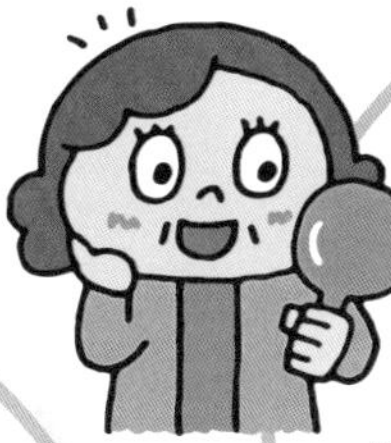

くすみやシミなど、肌トラブルの予防・改善に！

高血糖で肌のコラーゲンが糖化してAGEが増加すると、シミやくすみに。ハリのある肌のためには余分な糖をためない工夫を。

血管系の病気の予防に

血管内に余分な糖がたまると、血管を傷つけたり詰まらせたりして、脳卒中や心筋梗塞のリスクを高める原因に。

ふだんからの血糖コントロールで、健康な血管に。

「血糖値」を意識し 健康な こんなにうれ 期待

糖尿病の予防に！

高血糖による病気の筆頭にあげられる糖尿病。

糖尿病にかかると脳卒中や心筋梗塞など、さまざまな合併症が引き起こされるリスクが高まり、悪化すると人工透析や失明することも！

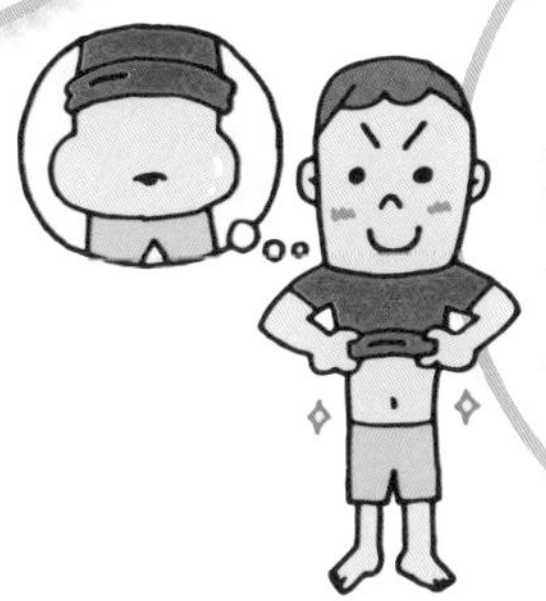

肥満予防に

肥満の主な原因は、体内に過剰な糖が存在すること。

血糖コントロールができると、必要な量の糖を活用しやすい体になる。

そのために気にしてほしいのが

食事の「時間」！

ゆったりと〝時間〟をかけて食事を楽しみ、
食べる〝時間帯〟を工夫すれば
血糖値はみるみる正常になり、
リバウンドの心配もなし。

カロリー制限、糖質制限といった
〝ガマン〟は必要ありません。

楽しく、好きな物を食べられます。

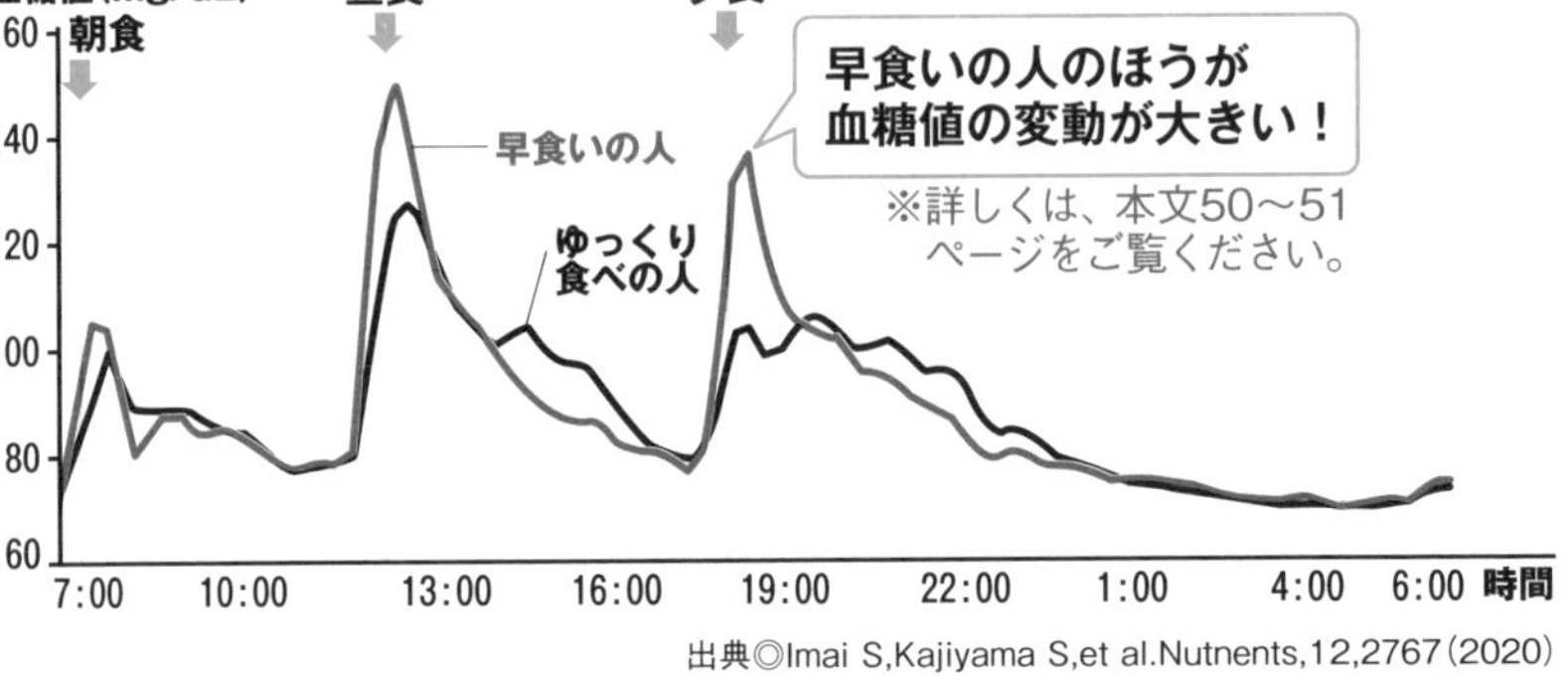

血糖値(mg/dL)
160
140
120
100
80
60
朝食
昼食
夕食
早食いの人
ゆっくり食べの人
早食いの人のほうが血糖値の変動が大きい！
※詳しくは、本文50～51ページをご覧ください。
7:00
10:00
13:00
16:00
19:00
22:00
1:00
4:00
6:00
時間

出典◎Imai S,Kajiyama S,et al.Nutnents,12,2767(2020)

こんなにうれしい条件で
簡単に効果が出るのが、
本書で紹介する最新の血糖値を下げる方法。

その名も、
時間を
味方につける
「5分×3」の食事法！

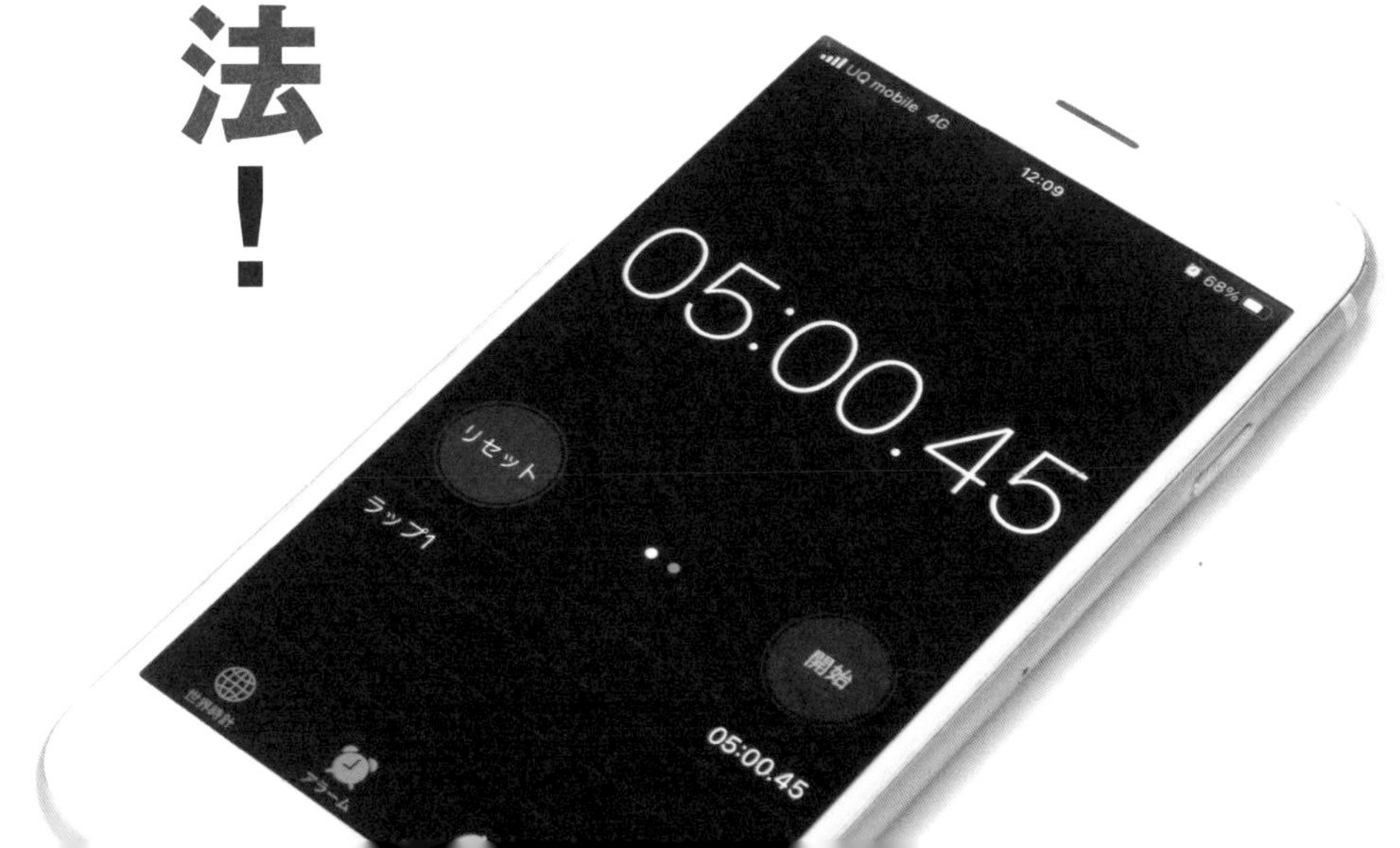

時間を味方につける

極意❶「5分」を意識して食事をする

――食事にかける「時間」をチェック！

食事の最初は「5分」かけて野菜を食べる

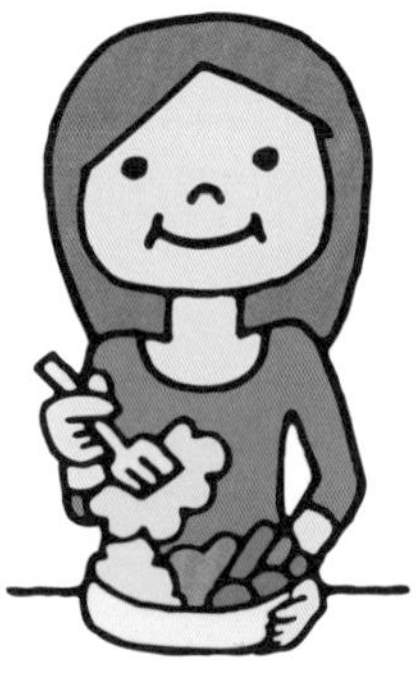

次に、
メインのおかずを食べる
「5分」かけて

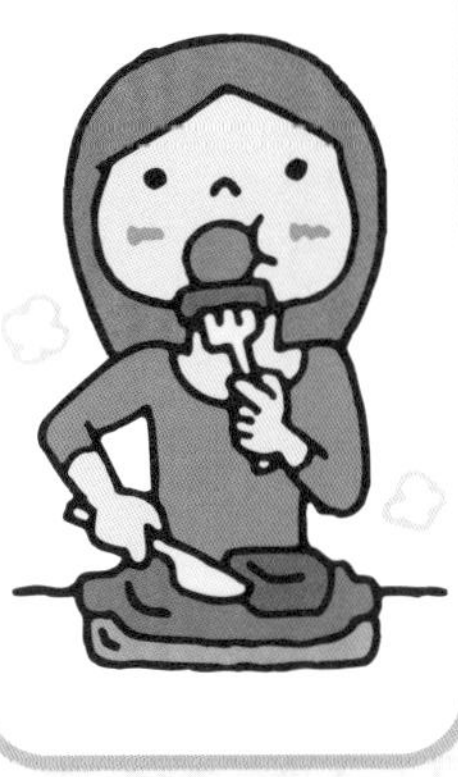

最後に、「5分」かけて
ご飯を食べる

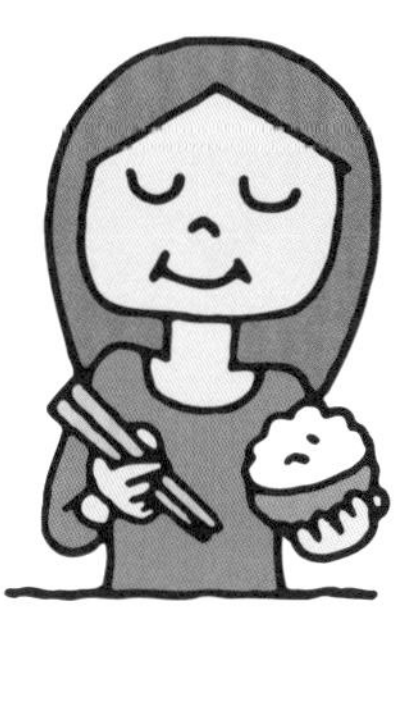

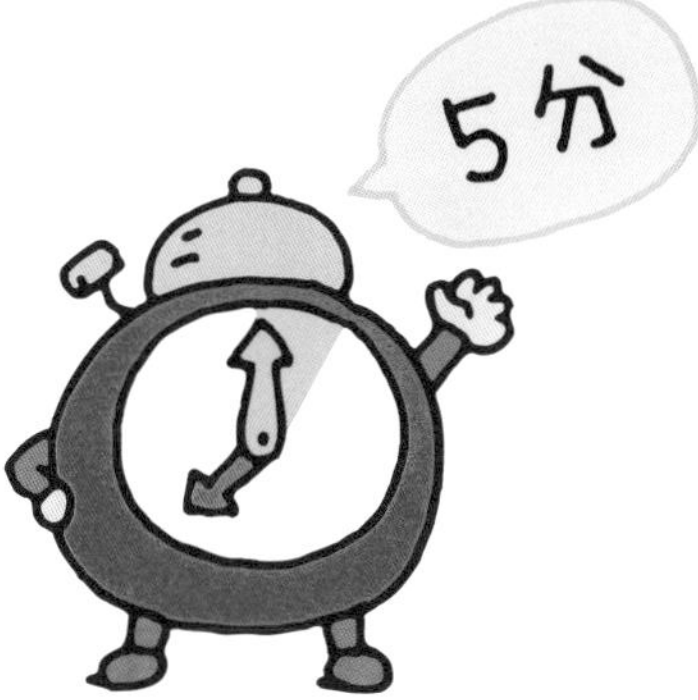

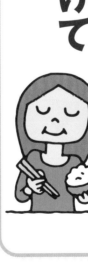

5分が3つで「5分×3」。
「5分」を意識するだけで
血糖値の上昇はゆるやかに！

時間を味方につける

極意2 ——食事をとる「時・間・帯」をチェック!

「何時」に食べるかを工夫する

夕飯は午後6～7時に食べるのが理想的。
けれど、もし夜9時を回りそうなら

夕方6時ごろに「分食」して野菜+炭水化物の「ちょい食べ」を!

野菜とおにぎりやサンドイッチなどを早めに食べておけば、
その後の血糖値の上昇がゆるやかになります。

ただし、夜9時以降の「夕食」は、野菜とおかずだけ。

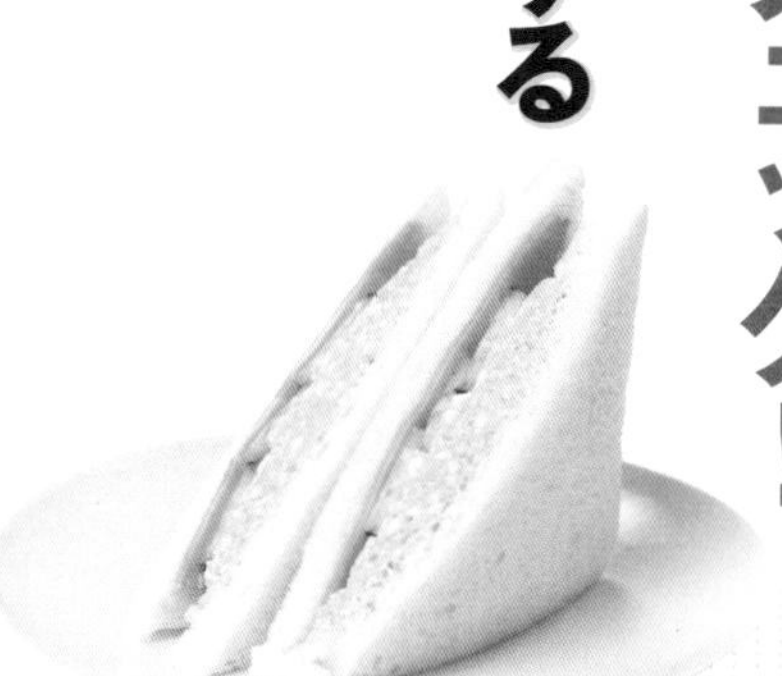

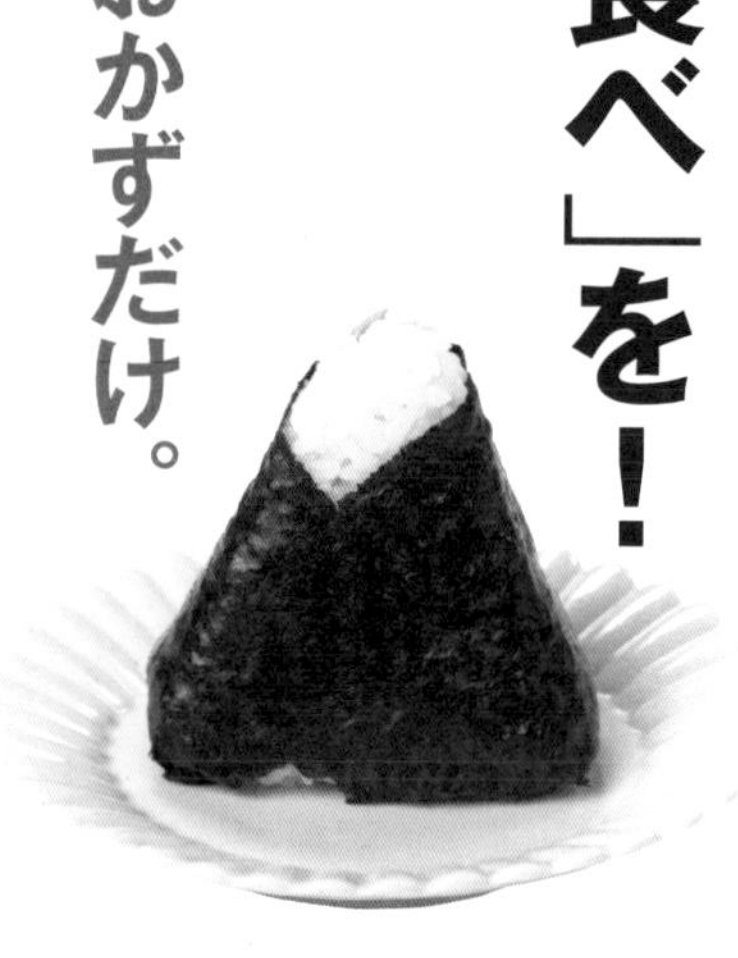

そして、とっておきの話。

食事の時間が不規則になりがちな人
野菜が苦手で食べたくない人は、

食事の30分前に
トマトジュースを1杯！

これだけでも十分に効果があります！

※85ページの研究データをご覧ください。

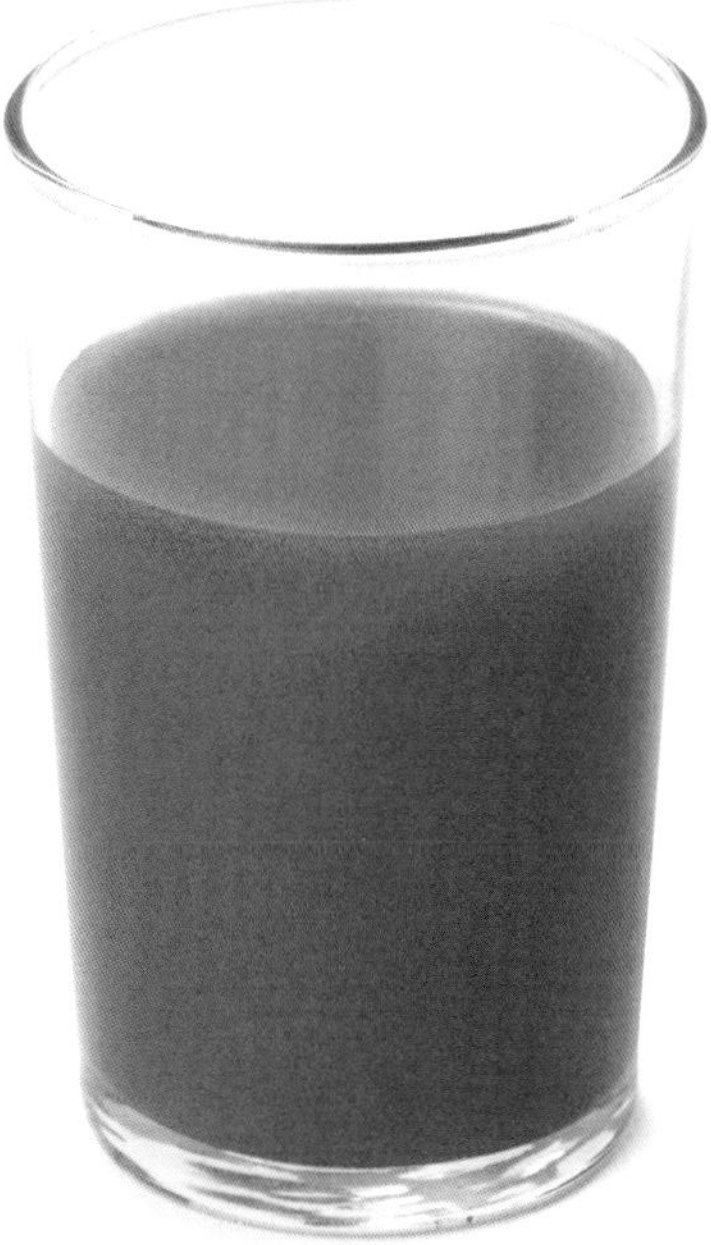

ちなみに、
食事の最初に食べる野菜の量は
握りこぶし1つ分でOK！

トマトなら1個

生のまま丸かじり！
生のままは、手軽に用意できて
噛みごたえもあっておすすめです。

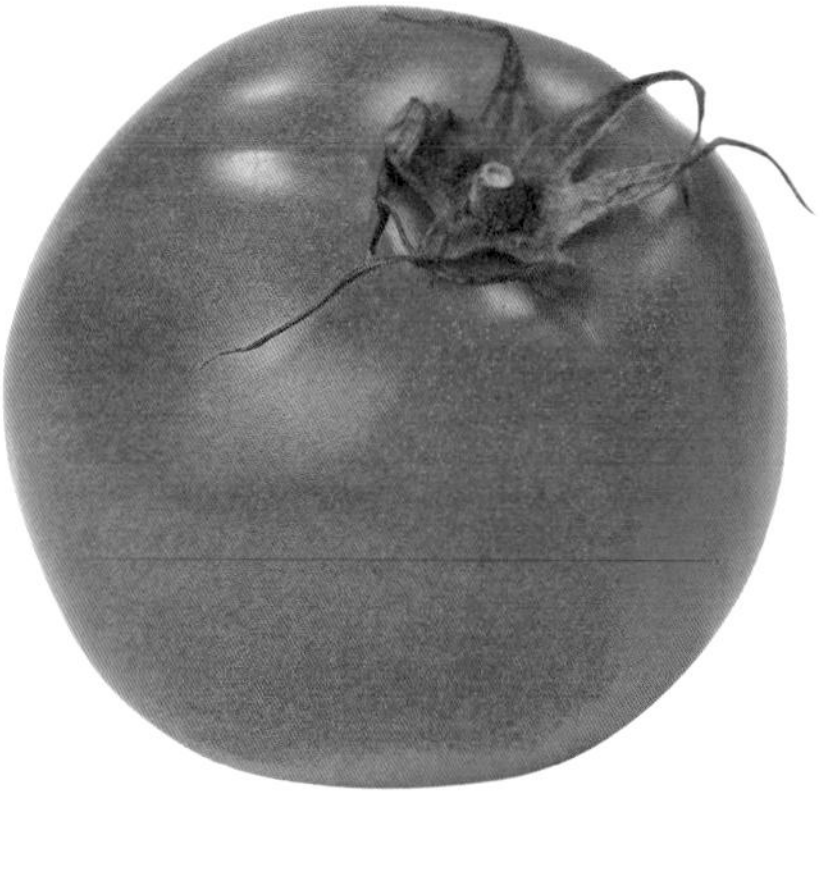

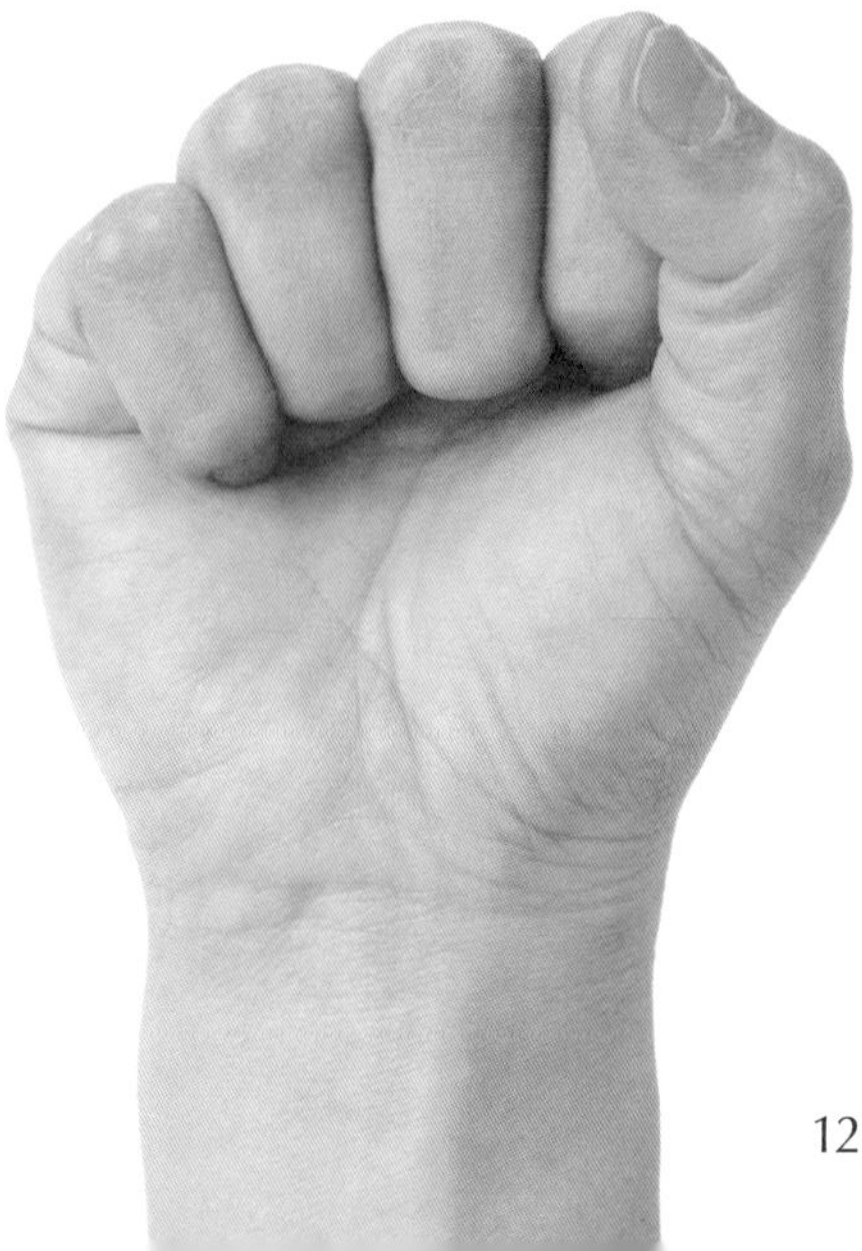

ですが、血糖値改善でおなじみの食事法
「野菜ファースト」を実践した人から
こんな声も届きました。
「以前は、野菜から先に食べていたけれど
効果があまりなかったので、今はもう……」

また一方では、
「そんな量では少なすぎる。
もっと野菜たくさん食べないと
効果が出ない」
という人も……。

でも、大丈夫です！
本書で紹介する食べ方なら
だれもが続けることができて、効果が出ます。

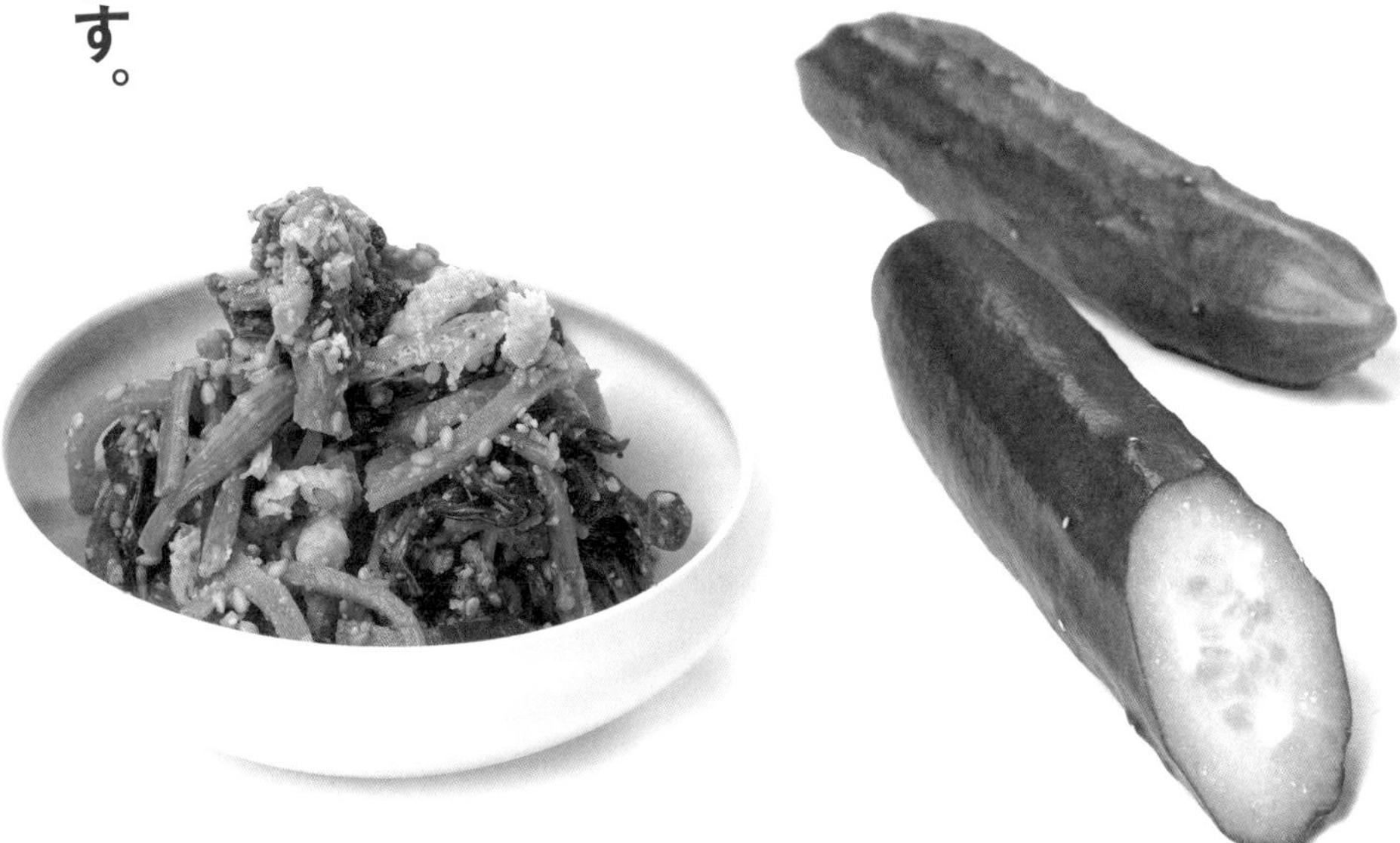

そもそも日本人は、糖尿病になりやすい体質を持っています。

健康なときから少しでも
「血糖値の正常化」を意識することが
将来の健康への不安を払拭するポイント。

血管へのダメージが防止でき、
インスリンのムダづかいが抑えられて、
これから先の人生を
長く健康でいられるようになります。

楽しい食事は、人生を豊かにします。

好きなものを、ガマンせずに楽しく食べることが
じつは、健康への近道。

たった5分！
食べ方を変えるだけで、
「病気にならない！」
「好きなものを
食べ続ける！」
をかなえる食べ方革命。
簡単なので
ぜひ実践してください。

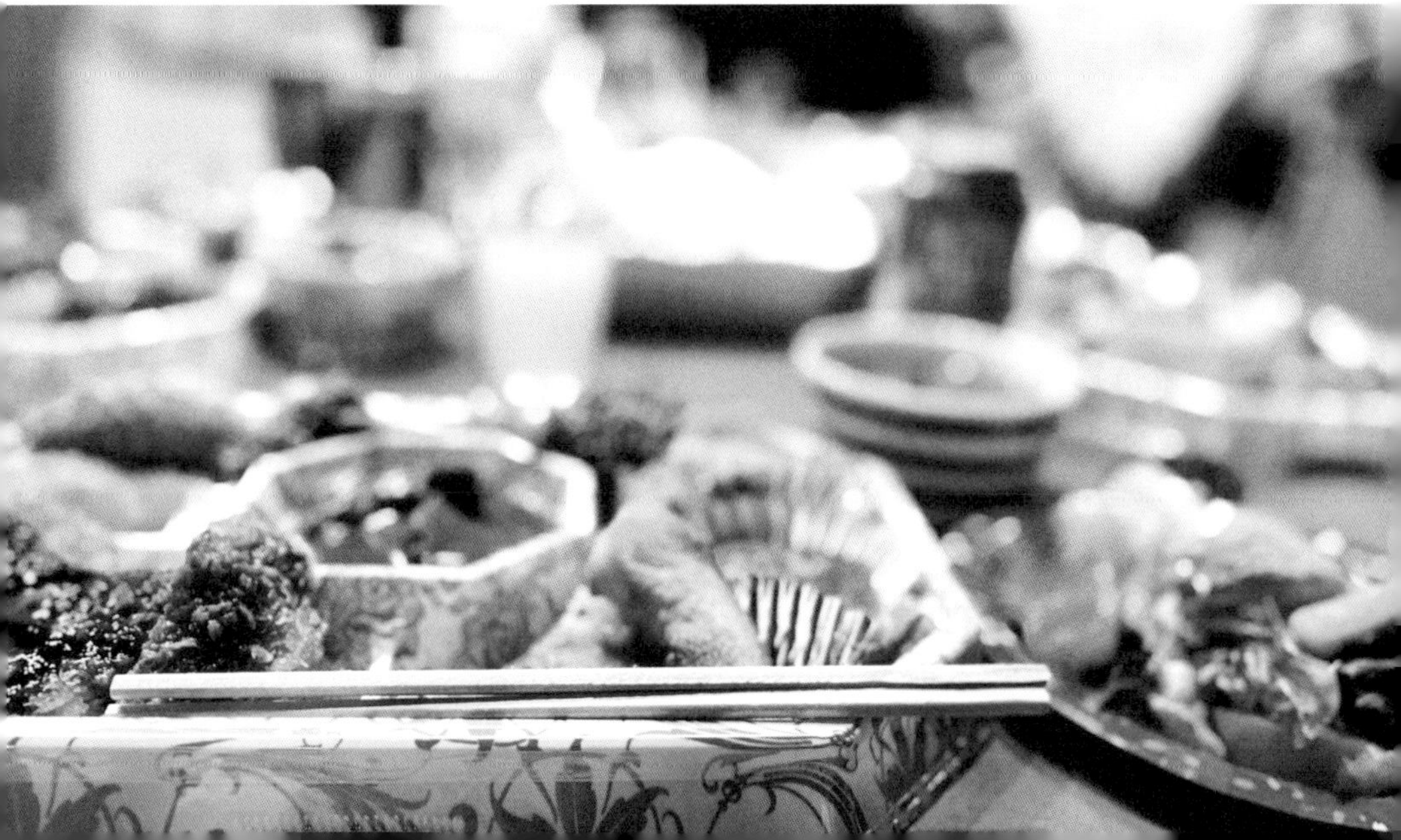

目次

はじめに　糖尿病ではない人も、気にすべきは「血糖値」……20

1章　〝人生100年時代〟健康のカギは「血糖値」にあり！……23

「血糖値」を正常に保つことはこれからの健康維持のバロメータ……25
血糖値は、どんな人でも上下するそれをなるべく小さく抑えることが重要！……30

血糖値トラブル
1 高血糖・糖尿病が全身にもたらす怖～い合併症……32
2 認知症になるのは、高血糖が引き金のひとつかも……34
3 がんの発症にも血糖値が関係している可能性が！……36
4 シミ、シワ、たるみ、老化にも血糖値が……38
5 高血糖によって、太りやすい体質になる！……40

「血糖コントロール」を正常化させる大きなウェイトは「食生活」にあり……42
〝一生健康〟のために気にかけたいのは、「カロリー」より「血糖値」！……44
どんなに効果的な食事法でも楽しく続けられなければ意味がない！……46

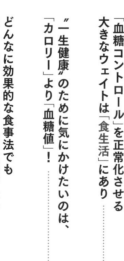

2章

「野菜ファースト」食事法は、〝たった5分〟のバージョンアップで効果倍増！

〝食べる時間〟を味方につける「5分×3」の食事法 …… 47

〝何を〟食べるかより、〝どう〟食べるか？
食事にかける「時間」に意味があった！ …… 49

「10分で食べるか」「20分で食べるか」

この10分で、血糖値は50%も変わる！ …… 50

無理なく〝ゆっくり食べ〟が身につく
「5分×3」の食事法 …… 52

「5分は長い！」と言う人のために
ゆっくり食べられる、2つの秘策 …… 56

「5分×3」食事法がもたらす
インスリンの節約効果 …… 58

注意すべき食事法

1 インスリンの出すぎになるかも？
「ミートファースト」の危険性 …… 60

2 「糖質制限」「カロリー制限」は
現実的ではない！ …… 62

改善成功談 「血糖値問題」に取り組み中！
足立区が実践！
野菜から食べる環境づくり …… 64

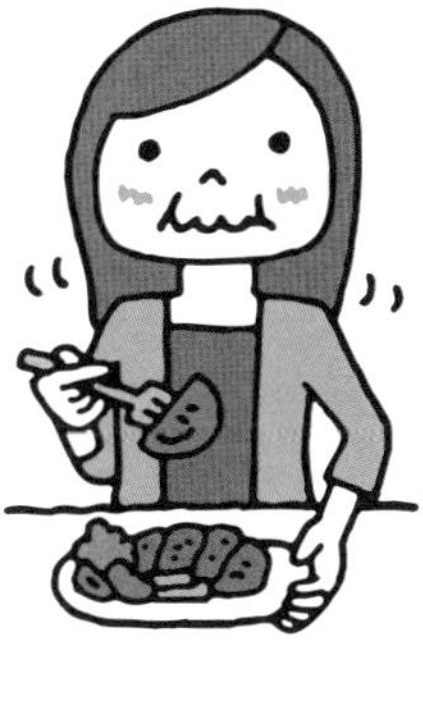

3章

「5分×3」の食事法――もうひとつの極意は〝分けて食べる〟

「食べる時間帯」を工夫するだけでも血糖値はよくなる！

「5分×3」の食事法――もうひとつの極意は〝分けて食べる〟「食べる時間帯」を工夫するだけでも血糖値はよくなる！……65

〝何時に食べるか〟で血糖値の変動幅は変わってくる……67

食べる時間帯のコツ

1 夕食が遅くなる日はちょい食べ「分食」でカバー……71

2 おやつは3時に！「食後のデザート」は血糖値を上げてしまう……74

3 夕食後のお菓子はやめる！血糖値にとって最悪の状態を招く一因……77

4章

ちょっとした工夫さえすれば、好きなものを一生、楽しく食べ続けられる！

この食べ方を習慣化するための10の実践

ちょっとした工夫さえすれば、好きなものを一生、楽しく食べ続けられる！この食べ方を習慣化するための10の実践……79

実践1 最初に食べる野菜の量は、握りこぶし1つ分。それよりもっとズボラにするなら、食事30分前にトマトジュースを1杯！……81

実践2 コンビニ惣菜、カット野菜、冷凍野菜……「手抜き」でOK！どんどん使うべし……87

私、今井が作っている！冷凍&レンチン簡単料理……90

実践3 「サラダ」の言葉に惑わされない！ ポテトサラダ、マカロニサラダは炭水化物の仲間。いちばん最後に食べること！ …… 92
実践4 野菜がどんどん進むならドレッシングもOK。楽しく、おいしく食べられる工夫は積極的に！ …… 97
実践5 「三角食べ」でなく、「コース食べ」に！ ご飯は自分から遠い位置に …… 100
実践6 たとえばラーメン&炒飯セット。お得セットには血糖値に悪影響のあるもの、多し！ 最初の「5分」のために〝野菜〟をプラスして！ …… 104
実践7 アルコールは適度に。最初の1杯は、野菜料理を食べたあとで …… 108
実践8 意外な落とし穴は果物にあり！ 午後3時ごろにイチゴはOK、リンゴなら半分で …… 111
実践9 お菓子を食べるならカカオ70％以上のダークチョコレート …… 114
実践10 野菜ばかりではダメ！ 肉や魚、ご飯の量が極端に少ないのは「サルコペニア」「フレイル」を引き起こす危険性が！ …… 116
改善成功談 私、食べ方を少しだけ変えました！
❶スーパーのカットキャベツで改善！（40歳　男性） …… 91
❷炭水化物たっぷりメニューが好きだったけど……（56歳　男性） …… 107
❸油断しておやつを食べすぎて、リバウンドしましたが……（73歳　男性） …… 113
おわりに …… 118

好きな食べ物をガマンしない！ 食べ方を少し変えるだけの、新しい健康食事法！

「野菜ファースト」をご存じですか？　多くのメディアで取り上げられたので、知っている、実践したことがあるという人も多いでしょう。じつは、血糖値改善に役立つ食事法として最初に提唱した医療関係者は、私、梶山と今井佐恵子先生です。

きっかけは、私の病院に入院している糖尿病患者さんの経過を見ていたときのこと。日本糖尿病学会がすすめる食事療法に沿ってカロリー計算を行い、栄養バランスをきちんと整えたメニューを出していたのですが、なかには数値が改善されない患者さんもいました。疑問に思って食べ方をよく観察してみると、最初にご飯を食べていたり、デザートのみかんを先に食べていたり。同じメニューでも、食べる順番に違いがあると気づいたのです。

糖質を多く含む食品を食べると、当然ながら血糖値は上がります。ご飯は主食なので削るわけにはいかない。けれど、果物は必要ないのでは？　そう考えて、果物を食べないように指導したところ、血糖値が改善される患者さんが増えたのです。

そこから、もっと効果的な方法はないかと考え、思いついたのです。

「野菜の食物繊維には、糖質を包み込んで吸収のスピードを遅らせ、血糖値の上昇をゆるやかにするチカラがある。ならば、野菜から食べてはどうだろう？」

このアイデアを、さっそく今井先生に相談してみました。今井先生は私の病院で栄養指導を担当されており、一緒に治療に取り組んできた仲間です。栄養学の専門家である今井先生と調べたところ、野菜を先に食べる方法には血糖値の上昇を抑える効果があることが科学的にも高いエビデンスで立証できました。「野菜ファースト」の誕生です。

「野菜を先に食べるだけで血糖値が下がるなんて!!」という疑いの声を受け、NHKの番組「ためしてガッテン」（当時。現「ガッテン！」）などでも検証が行われ、認知されました。こうして、「野菜ファースト」は多くの人が知る食事療法となったのです。

ですが、その一方でこのような声もあがりました。

「野菜をがんばって食べているのに、血糖値がなかなか下がらない」。「野菜はたっぷり食べないとダメらしい」。ときには、「思ったほど効果がない」との声が耳に入ることもありました。

食べる順番を守っているのに、なぜ思うように結果が出ない人がいるのだろう。どこかで方法を間違っているのだろうか。どうして野菜をたくさん食べなければというような誤解が生まれるのだろう……。そんな思いを胸に、さらなる研究を重ね、ようやく新たな事実にたどり着きました。それが、今新たに書籍を出して、お伝えしたいことなのです。

野菜ファーストを最初に提唱してから11年。このあいだに血糖値に関する研究も大きく進み、血糖値は糖尿病患者さんだけではなく、みんなが気にすべきものであることがわかってきました。昨今世の中を脅かしている新型コロナウイルスについても、血糖値を正常に保つことで、ウイルスに打ち勝つ体をつくり、かかったとしても重症化を防ぐことが期待できます。つまり、血糖値は健康維持の指針になるもの。それをみなさんに知っておいていただきたいのです。

血糖値を上げないための〝新たなる食事法〟を実践して、誰もが元気に一生を送れるように。そんな願いを込めて、新メソッドをお届けします。

梶山静夫

1章

糖尿病ではない人も、気にすべきは「血糖値」

〝人生100年時代〟健康のカギは「血糖値」にあり！

健康診断で糖尿病の診断が出たり、「血糖値が高めですね」と言われたりしない限り、血糖値を気にしながら生活することはないかもしれません。

ですが、「血糖値を気にしたことがない」という健康な人にも、本書を読んでいただきたいのです。

というのも、「血糖値」は、健康を保つうえで重要なバロメータ。健康な人がさらに元気でいきいきと毎日を送るための「カギ」だからです。

「血糖値」を正常に保つことはこれからの健康維持のバロメータ

なんらかの理由で血糖値に問題が生じると、糖尿病はもちろん、さまざまな合併症のリスクが高まることは、きっとみなさんご存じかと思います。けれど、もっと身近なところで、太りやすくなったり、くすみやシワなどの肌トラブルを起こしたり、「まさか、血糖値と関係があるとは思っていなかった！」というような体の不調にも、血糖値が深く関係しています。

それはまさに「健康維持のバロメータ」。だから私たちはいつも「誰にとっても血糖値を正常に保つことは〝人生100年時代の健康長寿には欠かせないもの〟」だと、声を大にしてお伝えしています。

そもそも、血糖値ってなに？

人は誰でも、食事をすると血糖値は上がります。それは、食事でいただく料理のなかに糖質が含まれているからで、体内で消化・吸収された糖質はブドウ糖になり、血液とともに全身に運ばれます。血液中にあるブドウ糖を「血糖」といい、その濃度が「血糖値」です。

食事風景を思い描いてみてください。たとえば食卓にサラダ、ハンバーグと付け合わせ、ご飯、みそ汁が並んでいるとします。それぞれの栄養素を考えると、サラダや付け合わせ、みそ汁の具となる野菜には食物繊維などが多く含まれ、ハンバーグは原材料の肉がたんぱく質と脂質を多く含みます。そしてご飯には糖質が多く含まれ、これが体内でブドウ糖になり、血糖値は上がります。

体内に増えたブドウ糖は、エネルギー源として活用されます。エネルギー源として活用されずに残った分は「グリコーゲン」という物質に変換されて肝臓や筋肉に蓄えられ、体がエネルギー不足になってきたとき再び活性化するように備えられます。この一連の流れが進むと、血液中のブドウ糖は少なくなって、血糖値は降下。このようなシステムにより、体内の血糖値は正常に保たれるようにコントロールされているのです。

「血糖値が高い」は危険信号！

ブドウ糖はエネルギー源となる重要な栄養素にもかかわらず、私たちが「血糖値に気をつけて」と警告を示すのは、糖質をとり過ぎてしまったときです。

グリコーゲンが肝臓や筋肉に蓄えられる量には限りがあります。もし肝臓や筋肉がグリコーゲンでいっぱいになってしまったら、ブドウ糖は血液内に過剰に残ります。この状態が「高血糖」です。

食後、血糖値が急激に上昇したと思ったら、いきなり急降下してしまったり、一度上がった血糖値がなかなか下がらなくなってしまったり……。高血糖は糖尿病のリスクが高まるうえに、血管に負担がかかり、深刻な病気を引き起こす危険性もはらみ始めます。

糖尿病は知らないうちにどんどん進行する！

血糖値の異常がひきおこす病気として代表的なのが「糖尿病」です。糖尿病は「サイレントキラー」と呼ばれます。それは、血糖値が高い状態が続いても、当の本人にはまったくと言っていいほど自覚症状がないからです。そのため、知らないうちに、あるいは本人は「健康だ！」と思っているうちに、体のなかでは症状がどんどん悪化してしまうことが多いのです。もし「のどが渇く」「手足がしびれる」「トイレが近くなった」などの自覚症状が出ていたら、かなり病気が進行してしまっている場合も少なくありません。それを防ぐためにも、健康な方もふだんから血糖値を気にして、食後の血糖値の上昇をできるだけ小さくしてほしいのです。

その実現のためのカギは、おもに「食生活」にあります。なかでも大事なのは、「何を食べるか」より、じつは「どうやって食べるか」です。

血糖値の「変動の幅」に気をつけて！

高血糖は、血糖値を急上昇させない生活習慣で防げます。血糖値の変動の幅を上手に抑えてコントロールすることを「血糖コントロール」といいますが、糖尿病の人であっても血糖コントロールがうまくいっていれば、健康な人とほとんど変わらない生活を送れますし、合併症のリスクもグンと下がります。健康な人においては、高血糖で引き起こされる不調や糖尿病の発症予防につながります。

ただ、血糖値は下がりすぎてもよくありません。下がりすぎると、今度は「低血糖」という状態を引き起こします。低血糖になると、動悸や手指のふるえ、発汗などの症状が出ますし、ひどいときには意識を失ってしまうこともあります。

健康な人で低血糖を起こすことはまれなので、それほど気にする必要はありませんが、血糖値の「変動の幅」が重要であることは覚えておいてください。

血糖値は、どんな人でも上下する それをなるべく小さく抑えることが重要！

血糖値を正常にコントロールするために、まずは「1日の血糖値の動き方」を覚えておいてください。

健康な人でも食事をすると、血糖値が上がったり下がったりしています。左のグラフを見てください。上は糖尿病の人の血糖値変動で、下は健康な人のものを示しています。血糖値の変動の幅に大きな違いがあることがわかるでしょう。

上のグラフは、毎食後にグンと跳ね上がっています（食後高血糖）。夕食前の血糖値はまだ正常値にまで下がりきっていないのに、夕食時間を迎えて食事をすると再び血糖値が急上昇。つまり、**血糖値に問題を抱えている人は、健康な人と比べて血糖値の変動幅が大きく、1日の血糖値を平均すると、その値が高い**

1日の血糖値の変動(イメージ)

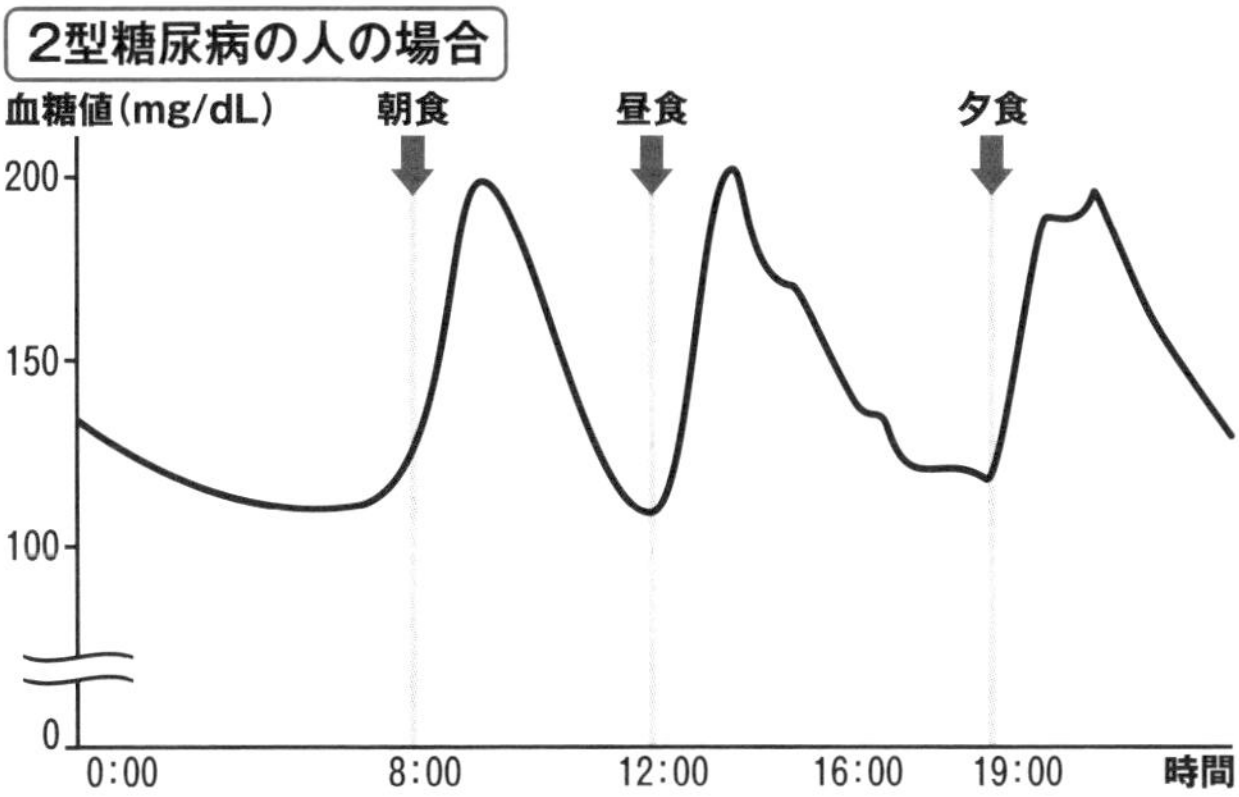

食事をすると血糖値が急激に高値まで上がる。その後下がっていくが、下がるのに時間がかかる。最高値と最低値の上下の変動は大きく、グラフが作る〝山〟は大きくなる。

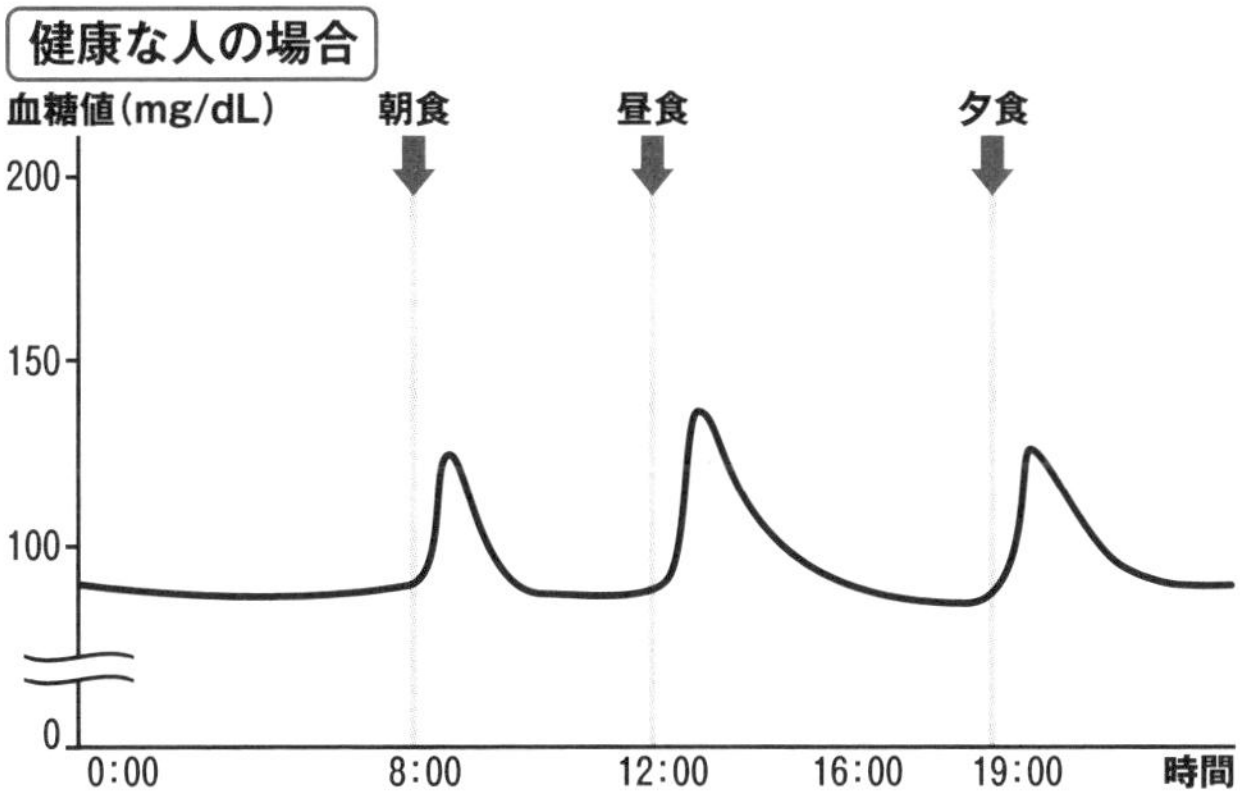

食事をすると血糖値は上がるが、それほど高くなく、すぐに下がって元の血糖値に戻る。つまり、上下の変動は小さく、グラフが作る〝山〟は小さい。

出典◎Imai S,Kajiyama S,et al.J Clin.Biochem.Nutr,54,7-11(2014)

状態にあることがわかります。

ただし、食後の血糖値だけが高く、空腹時の血糖値がまだ正常値である人もいます。そういう人は、通常の健診で血糖値の異常が見つからず、知らず知らずのうちに「糖尿病」に近づいている危険性があります。

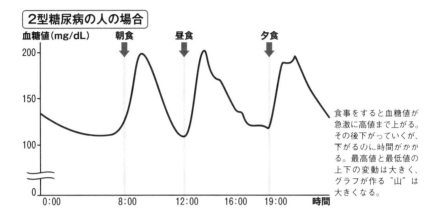

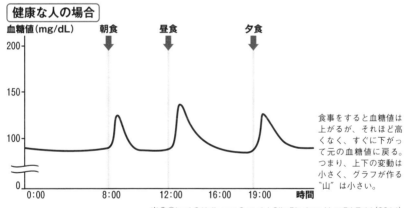

血糖値トラブル 1

高血糖・糖尿病が全身にもたらす怖～い合併症

血糖値は健康維持のバロメータだとお話ししましたが、具体的にどんなリスクをはらんでいるのか。その筆頭になるのが糖尿病です。

糖尿病になると、高血糖によって血管に負担がかかり、血管は傷ついたり詰まったりします。そしてそこから、もっと重い病気が引き起こされる危険性があります。合併症を左ページにまとめました。

血管は、脳から足の先まで、全身のすみずみにはりめぐらされています。それはつまり、血液を通して、体のあらゆる部位に高血糖の影響が及ぶ危険性がある、ということ。脳の血管が詰まると「脳梗塞」になり、心臓の血管が詰まると「心筋梗塞」になります。ほかにも、がんや認知症などの合併症を起こす場合もあり、

血糖値の悪化、糖尿病が引き起こす合併症

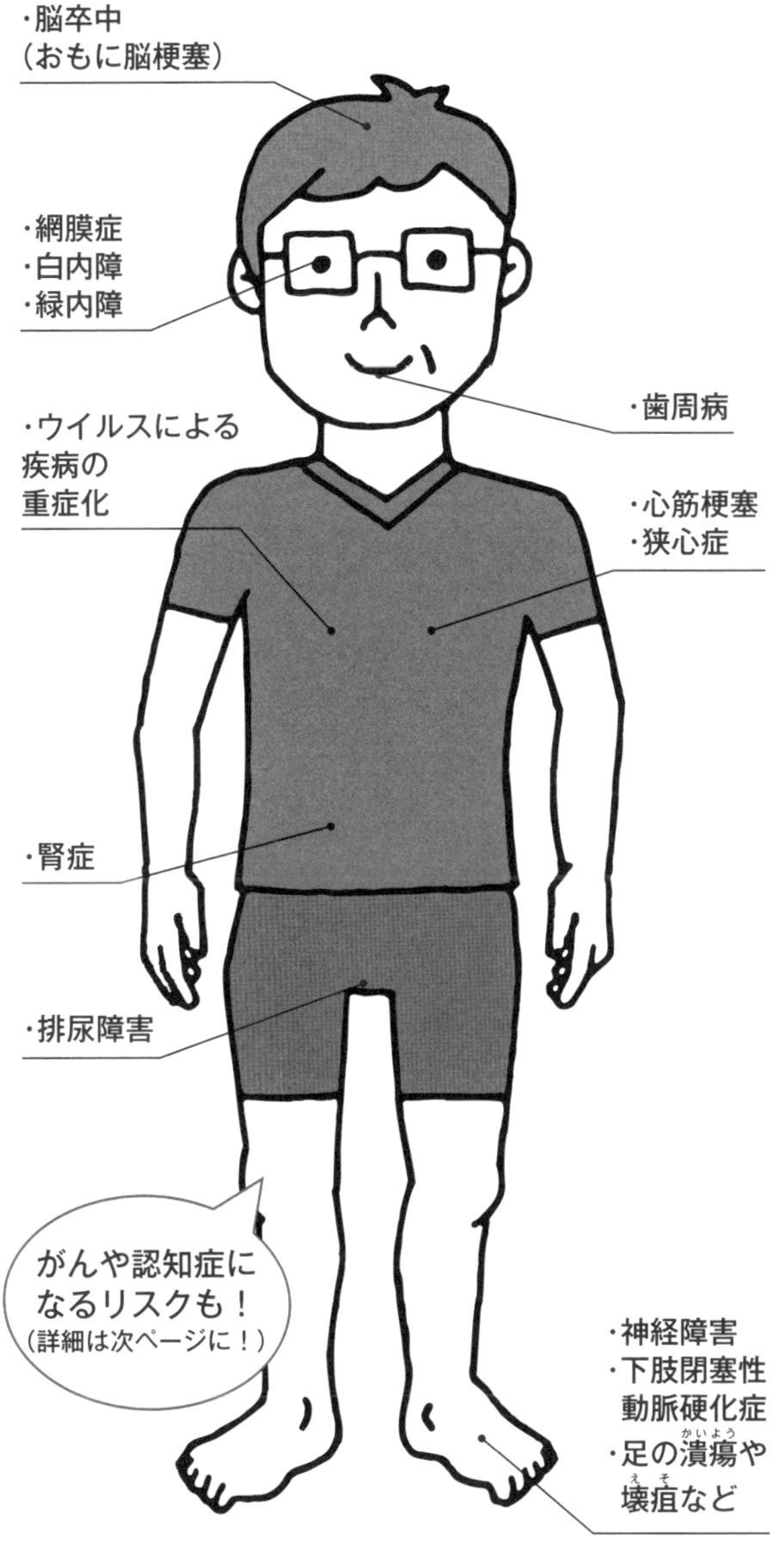

・脳卒中（おもに脳梗塞）
・網膜症
・白内障
・緑内障
・歯周病
・ウイルスによる疾病の重症化
・心筋梗塞
・狭心症
・腎症
・排尿障害
がんや認知症になるリスクも！（詳細は次ページに！）
・神経障害
・下肢閉塞性動脈硬化症
・足の潰瘍《かいよう》や壊疽《えそ》など

新型コロナウイルスの感染についても、糖尿病の人は重症化しやすいことが報告されています。それが糖尿病の怖いところ。なにもせずに放っておくと、人工透析が必要になったり、失明したり、足を失ったりするリスクもあります。

血糖値トラブル2

認知症になるのは、高血糖が引き金のひとつかも

じつは、認知症の発症に、血糖値が関係しているのではないかといわれています。**発症のリスクが高くなるとされているのは、「血管性認知症」と「アルツハイマー型認知症」。**ほかの認知症との関連については、まだわかっていません。

血管性認知症は、脳の血管が詰まったりして血流が滞り、脳の細胞が死んでしまうことで起こります。高血糖の状態が長く続くと、脳梗塞や脳出血など脳の血管に関わる病気のリスクが高まりますが、血管性認知症はそうした「脳血管障害」が発症の引き金となります。

では、アルツハイマー型認知症との関係はどうでしょう。

血液中のブドウ糖は、エネルギー源として利用されるとお伝えしました。そのときに必要となるのが「インスリン」と呼ばれるホルモンの一種。インスリンはすい臓から分泌され、細胞の表面にある「インスリン受容体」に結合することではじめて、ブドウ糖をエネルギー源として活用できます。余ったブドウ糖をグリコーゲンに変換するときも、インスリンが活躍します。

このように、血糖値を正常に保つうえで大切な役割を担うインスリンですが、高血糖になると、がんばって血糖値を下げようとインスリンが過剰に分泌されることがあります。じつは、この過剰分泌こそが問題！

インスリンは「インスリン分解酵素」によって分解されますが、この酵素にはもうひとつ重要な働きがあります。それは、アルツハイマー型認知症の原因となる「アミロイドβ」の分解です。ところが、インスリンが過剰に分泌されるとそれで手一杯になり、アミロイドβの分解に手がまわりません。そのため、アミロイドβが蓄積され、アルツハイマー型認知症のリスクが高まってしまうのです。

血糖値トラブル3

がんの発症にも血糖値が関係している可能性が！

糖尿病患者さんがなりやすい"がん"のリスク

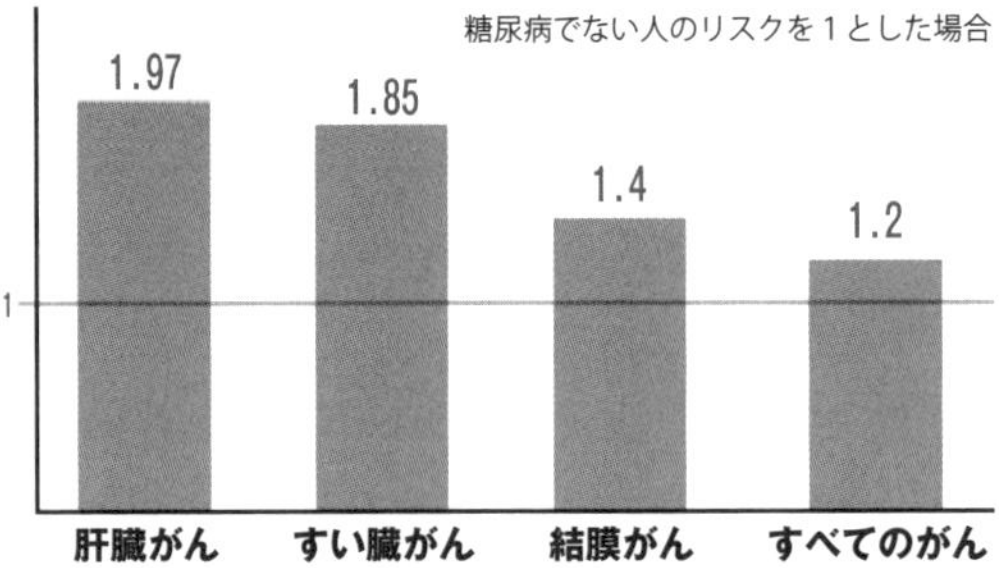

出典◎糖尿病と癌に関する委員会報告（2013）

グラフを見てください。これは、日本糖尿病学会と日本癌学会による合同委員会の報告で、糖尿病でない人のがんのリスクを「1」としたときの、糖尿病患者さんのリスクを示したものです。乳がんや前立腺がんなどリスクの増加が見られなかったものもありますが、**がんのリスクは全体で1.2倍になったことが報告されています。**

では、そのメカニズムは……というと、まだすべてがあきらかになっているわけではありません。ですが、がんの発症にも、アルツハイマー型認知症と同じくインスリンの過剰分泌が関わっていると考えられています。

また、高血糖による「酸化ストレス」が、がんのリスクを高めているという指摘もあります。私たちは、呼吸によって体内に酸素を取り込んでいます。体内に入った酸素の一部は、通常の酸素より活発な「活性酸素」となって、ウイルスや細菌をやっつけてくれます。

それだけならうれしいのですが、活性酸素がたくさんつくられると、今度は体を守るどころか細胞を傷つけて、がんや生活習慣病などを招いてしまいます。本来であれば、活性酸素に傷つけられないように細胞を守る機能が備わっているのですが、その機能をオーバーしてしまうほど活性酸素がつくられる状態を「酸化ストレス」といいます。高血糖が続くと、酸化ストレスが生じやすくなるのです。

そして、血糖値の上昇とがんの発症には、共通する原因があります。たとえば、かたよった食事、運動不足、喫煙（もしくはタバコを吸う人が身近にいる）、アルコールの過剰摂取など。これらの生活習慣はがんのリスクも高めてしまいます。

血糖値トラブル4

シミ、シワ、たるみ、老化にも血糖値が……

肌のコンディションにも、血糖値が影響していることをご存じでしたか？　その原因となるのが、体の「糖化」です。

糖化とは、体内で余分な糖とたんぱく質などがくっついて、変性したり劣化したりすること。「体のコゲ」とも言われます。たとえば、ホットケーキを焼くとき、こんがりと焼けるといい匂いがして、おいしそうですよね。じつはこれも糖化のひとつ。ホットケーキの材料であるグラニュー糖や小麦粉の糖質が、牛乳・卵のたんぱく質と結びつき、こんがり焼けるのです。

同じことが、私たちの体のなかでも起きることがあります。ただ、ホットケーキとは違って体には悪影響を及ぼします。それはズバリ、細胞の「老化」！

糖化が体内で起こると、褐色の「ＡＧＥ（終末糖化産物）」という物質がつくられます。このＡＧＥこそ、肌の老化を進行させる張本人。糖化によってできた老廃物です。ＡＧＥが皮膚の細胞にたまると、シミやくすみになります。

また、糖化は肌のたんぱく質である「コラーゲン」を破壊します。すると、肌にハリや弾力がなくなって、シワができやすくなったり、たるんできたり。髪の毛のたんぱく質が糖化すれば、髪のハリやツヤは失われてしまいます。骨に影響が及べば、骨粗しょう症のリスクを高めることもわかっています。

これらは、まさに〝老化現象〟としてあげられること。**高血糖の状態が続くと、老化を早めてしまうのです。**現在のところ、老化をストップさせることはできませんが、そのスピードをゆるやかにすることは可能です。糖化が招く老化の影響は肌だけにとどまらず、血管や臓器にも及んで、網膜症や神経障害の原因になることもあります。

健康な人にも、血糖値は決して無関係ではないのです！

血糖値トラブル5

高血糖によって、太りやすい体質になる！

健康な人にとってもっとも気になるところは、これかもしれませんね。**はっきり言います、「血糖値が高い状態が続くと太りやすくなります！」**。

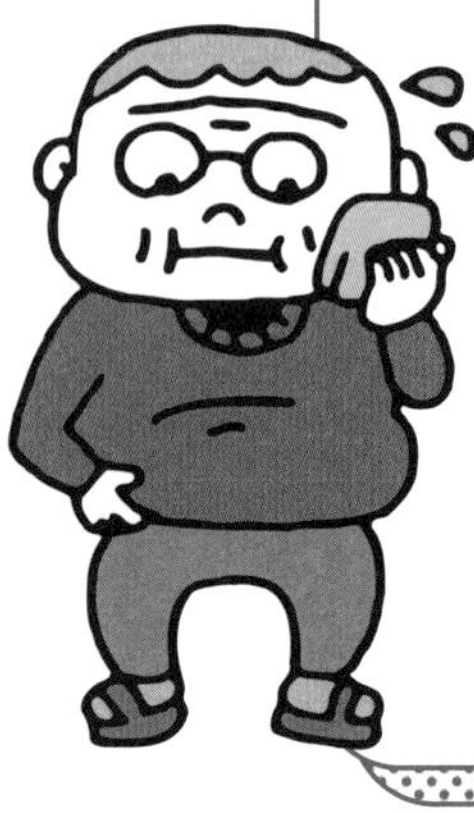

ご飯などの糖質から食べたり、空腹時にいきなり糖質を体に入れたりすると、血糖は急激に上がり、それに対応するためインスリンも急激に大量に分泌されます。すると血糖は急激に減少し、血糖値が急激に上下する「血糖値スパイク」という状態が引き起こされます。血糖はグリコーゲンとして筋肉や肝臓に蓄えられますが、これによって過剰になると脂肪として蓄積され、太りやすくなるのです。

とくに夜、就寝時間ごろの高血糖。この時間に高血糖だと、なかなか正常値に戻りにくく、翌朝まで影響してしまうことがわかっています。また夜は体内のエネルギー活動が抑えられるため、糖質がエネルギーとして使われることが少なくなります。すると、血液の中にブドウ糖が残る量が昼間より増えて、高血糖のまま朝を迎えることになります。すると、朝がきたにもかかわらず、お腹はすかなくて朝食抜きになり、さらに血糖値が乱れて、どんどん高血糖の悪循環に引き込まれていく……。そうしているうちに、どんどん太りやすい体質へと変化してしまうのです。

血糖値の変動、糖尿病への道筋には自覚症状はありませんが、「太ったかな？」と気にすることは、もっともわかりやすい変化です。ここに意識を向けて、血糖を正常に保つことに取り組めば、今までお話しした怖い症状も予防されて、〝人生100年健康〟も夢ではありません。

「血糖コントロール」を正常化させる大きなウェイトは「食生活」にあり

具体的にどんな生活習慣が、血糖値を急激に上げてしまうのでしょうか。

「運動不足からの肥満」「加齢」「過剰な喫煙・飲酒」も、高血糖になる一因です。**「ストレス」**や**「歯周病」**が原因で糖尿病になったり、**「睡眠不足」**から高血糖を引き起こしていたりする場合もあることがわかっています。なかでも、とくに大きく影響するのが**「毎日の食事」**です。

たとえば、揚げものと糖質たっぷりの主食だけといったバランスの悪いメニューや、砂糖がたっぷり入ったお菓子に甘いジュースは毎日欠かせない、時間がないからいつも早食い……。そんな食習慣を繰り返していると、「食後の高血糖」を引き起こしやすくなります。

それを改善するために、「食事を1食抜けばきっと大丈夫！」と思う人はいませんか？「糖質制限すればいい」とか「次はカロリーを抑える食事にするから」とか。血糖値が正常で、健康な人であれば、いっときは効果的かもしれません。けれど、長く続けるとリスクがあります。制限されるストレスや強い空腹感からドカ食いになりやすく、かえって高血糖を招いてしまうこともあります。

31ページでお伝えしたように、一般的な健診では、食後の血糖値（「食後血糖値」）ではなく、空腹時の血糖値を測定します。そのため、「食後の高血糖」は見落とされやすいので、要注意なのです。

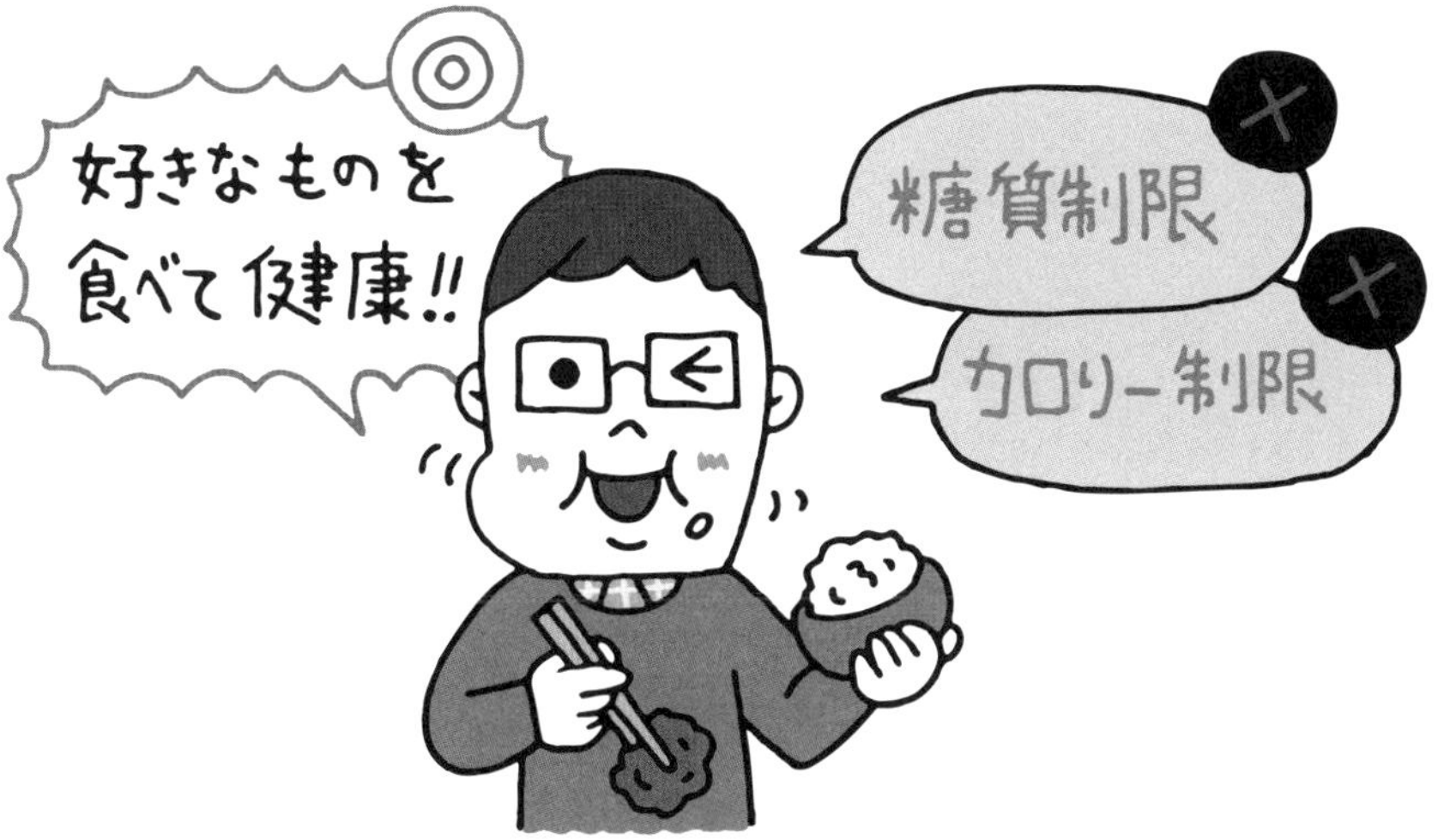
好きなものを食べて健康!!
糖質制限
カロリー制限

〝一生健康〟のために気にかけたいのは、「カロリー」より「血糖値」！

カロリー重視の危うさに気づいたのは、ある糖尿病患者さんがきっかけでした。糖尿病の食事療法は、一般的に、日本糖尿病学会が作成した『糖尿病食事療法のための食品交換表』（食品交換表）に基づいて行われます。けれど、食品交換表をもとに摂取カロリーをきちんと管理しているはずなのに、食後の血糖値がなぜか高くなっている患者さんがいたのです。不思議に思って調べると、朝食の果物に含まれる糖質が血糖値を上げていることがわかりました。

たしかに、食品交換表を使えば、1食あたりの栄養バランスはとれ、平均的な血糖値も改善されます。けれど、食後の血糖値の上がり下がりを抑えられるか、急上昇を防げるかまで考えられているとはいえません。

血糖値を上げる原因のほとんどは、糖質です。いくらカロリーを制限できていても、糖質の吸収量が多くなれば、糖尿病の発症や重症化、動脈硬化のリスクは高まります。

それは、ダイエットにおいても同じこと。いくら摂取カロリーを抑えても、血糖値を急激に上げる食事を続けると太りやすくなってしまいます。

カロリーが高いからと敬遠されがちな、マグロのトロやサケ、イワシ、サバなどの脂がのった魚は、血糖値の面ではむしろ積極的にとりたい食材。同じ動物性の脂でも、魚類の脂と肉類の脂では働きが大きく異なります。

患者さんのなかには、カロリーを気にしてパサパサした白身しか食べてはいけないと思い込んでいる人もいますが、脂の多い魚を食べたところで血糖値はそれほど上がりません。むしろ、魚の脂に含まれるＥＰＡやＤＨＡといったn－３系脂肪酸は、糖尿病の予防にプラスに働くという研究報告もみられます。

カロリーへの配慮はまったく不要というわけではありませんが、カロリーより血糖値を意識したほうが、より簡単に健康に近づくことができると思います。

どんなに効果的な食事法でも楽しく続けられなければ意味がない！

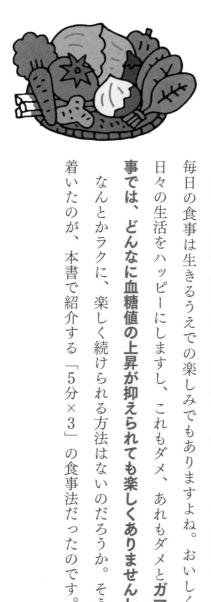

食後の血糖値上昇を抑える食べ方は、続けなければ意味がありません。ただ、毎日の食事は生きるうえでの楽しみでもありますよね。おいしく楽しい食事は日々の生活をハッピーにしますし、これもダメ、あれもダメと**ガマンばかりの食事では、どんなに血糖値の上昇が抑えられても楽しくありませんし、続きません。**なんとかラクに、楽しく続けられる方法はないのだろうか。そう考えてたどり着いたのが、本書で紹介する「5分×3」の食事法だったのです。

2章

「野菜ファースト」食事法は、
〝たった5分〟のバージョンアップで効果倍増！

〝食べる時間〟を味方につける「5分×3」の食事法

私たちが血糖値を下げる食事法として「野菜ファースト」を提唱した当時、この方法は「簡単で健康効果が高い」とさまざまなメディアで取り上げられて話題になりました。でもなかには「効果が出ない……」という声があったのも事実です。

そこで私たちは研究を重ねました。誤った認識を払拭し、より確実に効果を得られる方法をみなさんにお伝えしたい！との思いで、「野菜ファースト」のバージョンアップを図りました。そうして見出したキーポイントが「時間」だったのです。

〝何を〟食べるかより、〝どう〟食べるか？ 食事にかける「時間」に意味があった！

なぜ効果が出ないのか……。あらためてこれまでの糖尿病患者さんの治療の記録を調べ直しました。**食べる順番だけでなく、食べるスピードも見直す必要があるのでは？ と思い当たった**からです。

結果は828名の糖尿病患者さんのうち、早食いの人は約60％！ 半分以上です。「野菜を先に食べる」ことに加えて「ゆっくり食べるように」とお話ししてきたつもりだったのですが、うまく伝わっていなかったのは反省点でした。

その後、指導によって早食いを改善できたのは72％程度。食べる順番を変えるのは比較的ラクに実践できても、「ゆっくりよく噛んで食べる」のは思った以上に難しいことにも気づかされました。

「10分で食べるか」「20分で食べるか」この10分で、血糖値は50%も変わる！

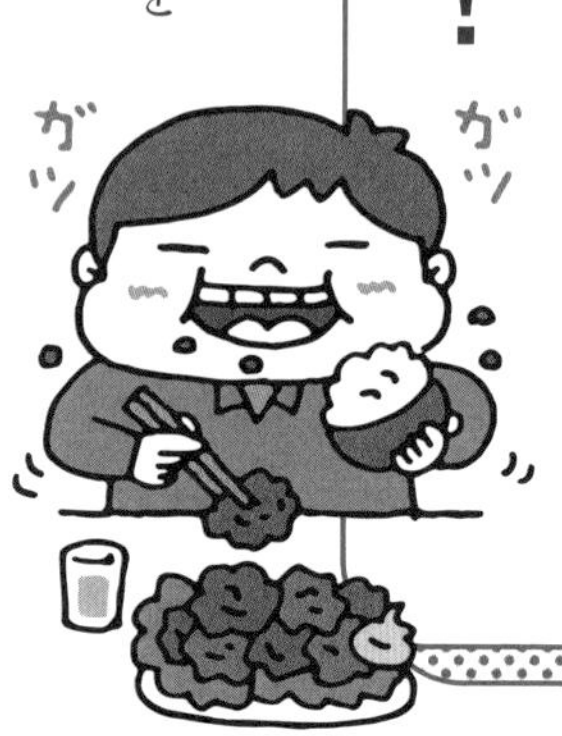

ここで、「ゆっくり食べる」重要性がわかるデータをご紹介しましょう。

19名の健康な若い女性を対象に、「早食い」と「ゆっくり食べ」による血糖値の違いを調べたものです。早食いに明確な定義はありませんが、この研究では、

●10分で食べることを「早食い」

●20分かけて食べることを「ゆっくり食べ」

としています。なお、ゆっくり食べのときには、「野菜料理に7分、主菜に7分、主食に6分」の時間をかけています。

測定日の食事は、朝食（7時）、昼食（12時）、夕食（18時）にとり、メニュー

「早食いの人」と「ゆっくり食べの人」では 早食いの人のほうが、血糖値の変動が大きい！

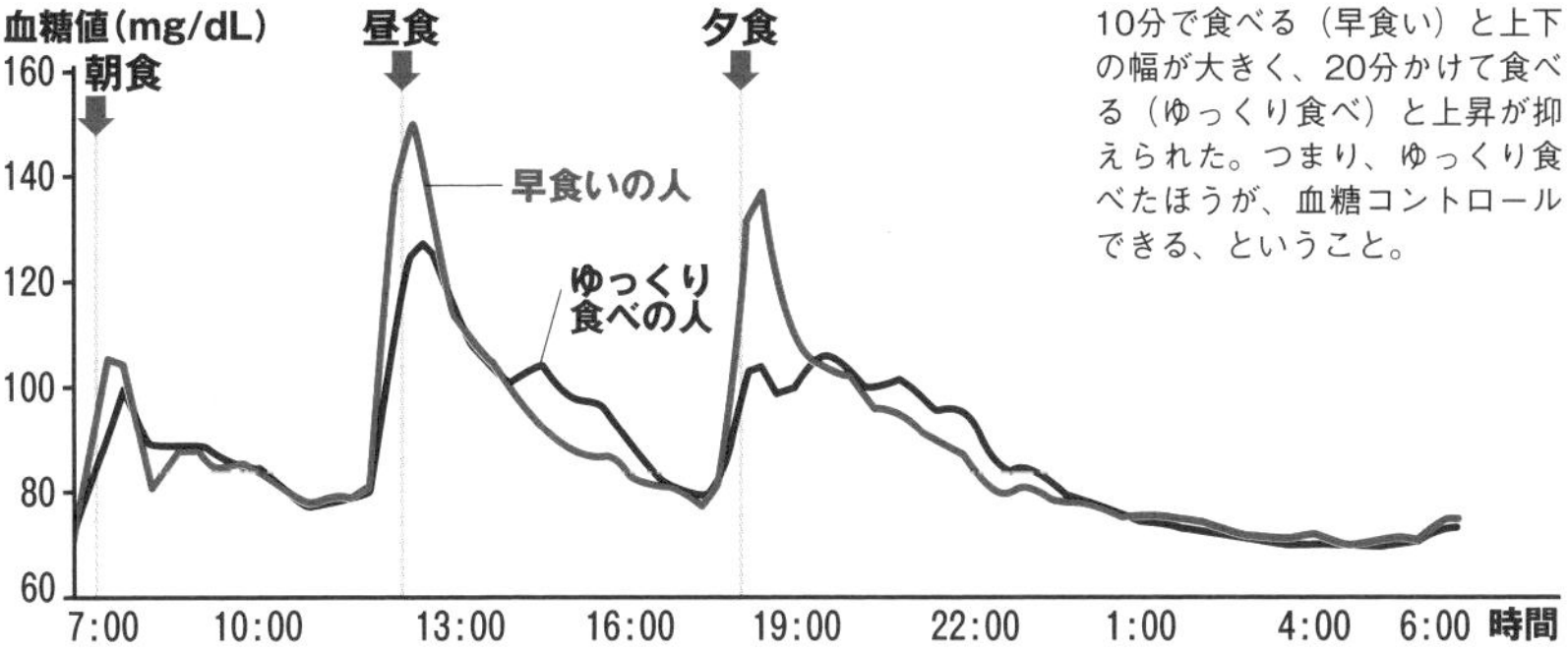
血糖値(mg/dL)
朝食
昼食
夕食
10分で食べる（早食い）と上下の幅が大きく、20分かけて食べる（ゆっくり食べ）と上昇が抑えられた。つまり、ゆっくり食べたほうが、血糖コントロールできる、ということ。
早食いの人
ゆっくり食べの人
160
140
120
100
80
60
7:00
10:00
13:00
16:00
19:00
22:00
1:00
4:00
6:00
時間
出典◎Imai S,Kajiyama S,et al.Nutnents,12,2767(2020)

は同じです。

測定1日目：「早食いグループ」と「ゆっくり食べグループ」に分けて食事をとる

測定2日目：各グループで、1日目と異なる食べ方をする

その結果が、上のグラフです。

ゆっくり食べたときには、あきらかに血糖値の上昇が抑えられています。その差は最大50％！　糖尿病患者さんの場合は、食後血糖値の変動が大きくなりやすいのですが、この試験の対象となったのは、健康な若い女性たち。つまり、**ふだんから血糖値の上がり下がりがそこまで大きくない健康な人においても、ゆっくり食べることでの効果は大きい**、ということです。

無理なく〝ゆっくり食べ〟が身につく「5分×3」の食事法

早食いをする人のなかには「カレーライスは飲みもの」と言って、あまり噛まずに流し込むようにして食べる人もいるようです。仕事の合間に急いで食事を済ませなければならないなど、ゆっくり食べられる環境にないせいかもしれません。もっとさかのぼると、学校給食にも原因があるかもしれません。苦手なメニューがあったなどで給食をゆっくり食べていると、教室の隅っこに追いやられたり、掃除時間にまで食べさせられたり……そんな話を聞くこともあります。

幼い頃から当たり前のように繰り返して、しっかり身についてしまった食習慣を変えるのは、一筋縄ではいきません。特効薬とも言える〝工夫〟が必要です。

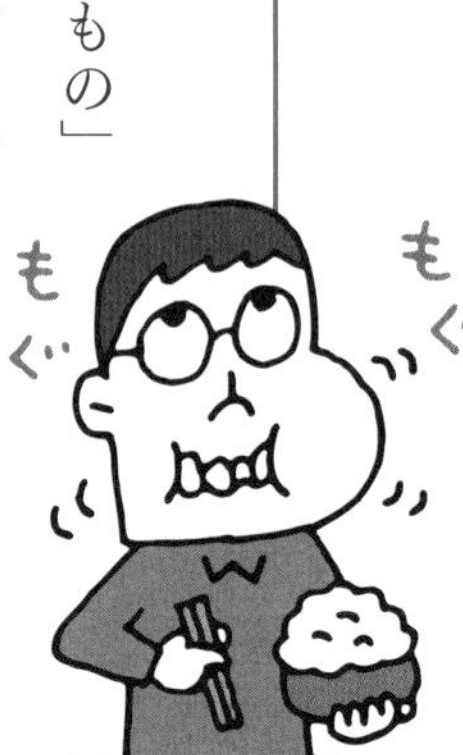

じつは、50ページで紹介した研究を行うときに意外なことがありました。とくに野菜料理を食べるのに時間がかかってしまい、「早食い」をお願いしたにもかかわらず、10分間で食事を終わらせるのが難しい人がかなり出たのです。

では、なぜ野菜料理だと、食べるのに時間がかかってしまうのでしょう。そのヒントは、野菜に含まれる豊富な「食物繊維」にあります。

食物繊維は、ほかの栄養素とは違い、消化や吸収はされずに大腸に届けられます。いままでは「第六の栄養素」としてその重要性が認められていますが、食べ物のカスと呼ばれた時代もあるくらい、繊維が口に残って食べにくい、飲み込みにくいという特性ももっています。そう！　研究では、食べやすくなるようによく噛んだからこそ、時間がかかったのです。

ただ、同じ野菜料理でも、野菜が溶け込んだスープのような噛みごたえのないメニューだと、食べやすいので早食いになりがちです。**野菜料理を先に食べるだけでなく、野菜料理に含まれる食物繊維の特性を上手に利用して、無理なくゆっくりよく噛んで食べる。**それが、早食いの防止につながることに気づきました。

手順 1

まず、野菜に「5分」！これで、野菜の食物繊維が最大限に効果を発揮

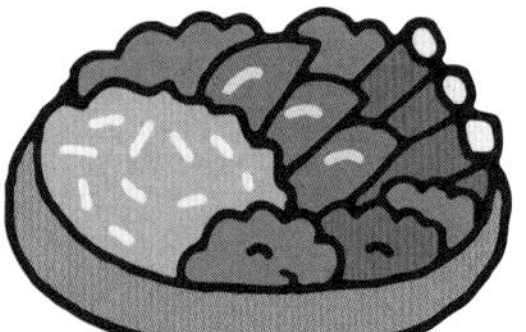

そこで、このようにお伝えするようにしました。

「食事の最初に、野菜を〝5分〟かけて食べてください！」

この5分！　たった5分が、じつは大事なポイントです。

本当は〝5分以上〟かけるのがベターですが、現実的でない目標を掲げても意味がありません。**実際に患者さんの様子を見て「これならできそう」と思える最低時間が「5分」でした。**

この食事法の大きなねらいはもちろん血糖値を下げることですが、「野菜の食物繊維が最速で小腸に到着するまでの時間をかせぐ」ことにあります。食物繊維には、糖質を包み込むことで吸収のスピードをゆるやかにするチカラがあり、それによって血糖値の上昇が抑えられます。つまり、食物繊維がもつ効果を十分に発揮するためには、食物繊維が一番先に小腸に到着して、糖質を待ち構えておかなければなりません。そのための「5分」なのです。

手順2

おかずにも「5分」、最後のご飯にも「5分」。合わせて「5分×3」の食事法

ゆっくり食べるのは、野菜料理だけではありません。食べる順番は、野菜ファーストと同様で、**野菜（食物繊維）→主菜（たんぱく質）→主食（糖質）**。それぞれ最低5分ずつかけて、ゆっくり食べましょう。

糖質をとる前に主菜を食べることで、糖質が小腸に届くのをさらに遅らせることができます。そして最後に主食を5分かけてゆっくり食べることで、糖質が小腸まで一気に到達するのを防ぎます。

野菜ファーストにさらに磨きをかけたこの食事法。5分が3つなので、「5分×3」の食事法と名付けました。1食につき15分はかけてゆっくり食べることが、改善のためのポイントです。

ただなかには「15分は長すぎる！」と思う人もいるかもしれませんね。でもこれこそが、一生健康で、人生を豊かにする入り口。「難しい」とあきらめず、逆に〝ゆっくり食べ〟の幸せを噛みしめてみてください。

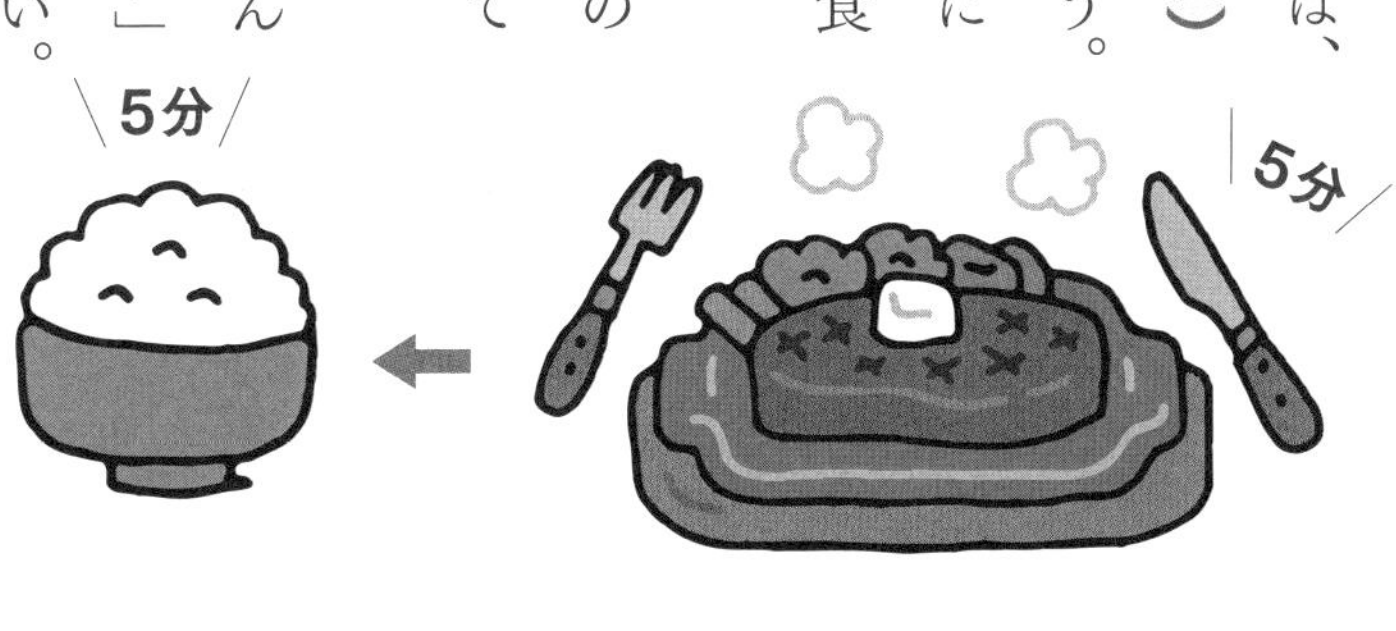

「5分は長い！」と言う人のためにゆっくり食べられる、2つの秘策

早食いの防止策として「ひと口につき30回噛む」方法もありますが、数えながら食べてもおいしくありません。もっと簡単なワザを紹介しましょう。

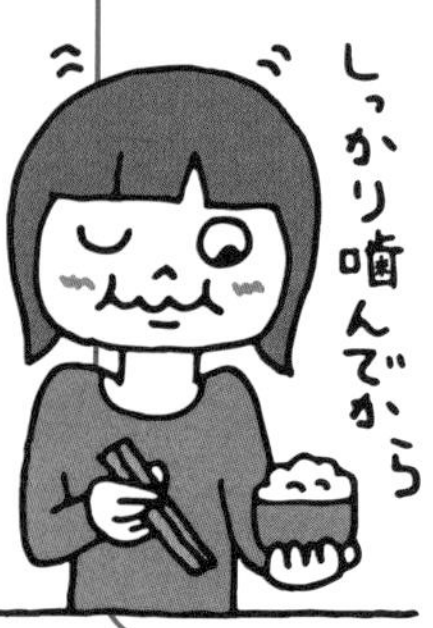

秘策1

口に入れたものがなくなってから、次のひと口を

いろいろ試しましたが、これがいちばん続きやすい方法でした。

注意したいのは、ひと口の量を多くしないこと。一度にたくさん口に入れると口の中のものがなくなるまでに時間はかかりますが、よく噛まずに飲み込む可能性があり、結局は早食いとあまり変わりません。また、歯ごたえのある食材を選んだり、食材を大きめにカットしたりすると、自然に噛む回数を増やせます。

秘策2

よく噛んで、「満腹中枢」を刺激する

満腹感は、脳の視床下部にある「満腹中枢」の働きによります。食事をして血糖値が上がったことを感知すると、脂肪細胞で作られる「レプチン」というホルモンの作用で、私たちは満腹になったと感じます。

ところが、早食いをすると、満腹中枢が感知する前にどんどん食べ物を体内に入れてしまい、食べすぎの原因に。**早食いと食べ過ぎは、セットで血糖値上昇に作用してしまいます。**

また、噛む回数が多いと、より早く満腹感を覚えやすくなります。

個人差はありますが、満腹中枢が血糖値の上昇を感知するまでにかかる時間は15~20分。図らずも「5分×3」の食事法とほぼ同じ時間です。食事に15分かけてみると、この「食べる時間」の効果も加わってお腹は満たされ、食べすぎを防止！　そうしながら血糖値改善にもつながるのです。

「5分×3」の食事法がもたらすインスリンの節約効果

血糖値の上昇にともなって分泌される「インスリン」は、できれば節約して使いたいホルモンです。1章でもお伝えしたように、血糖値を急激に上げる食事はインスリンの過剰分泌につながり、糖尿病の人ではがんやアルツハイマー型認知症などの病気になるリスクを高めます。また、インスリンを分泌するすい臓にも大きな負担をかけてしまいます。

「インスリンを節約してほしい」とお伝えするのは、日本人を含むアジア人は、欧米人に比べて、もともとインスリンの分泌量が少ないことがわかっているから。ただでさえ少ないインスリンを、生涯を通して上手に利用するためには、無駄づかいをせず節約する必要があるのです。

日本人の場合、そんなに太っていないのに糖尿病になる人も少なくありません。一方、欧米人はインスリンがたくさん分泌されるので、糖尿病になる前にかなり太ってしまいます。これは、民族的な体質の違いですね。

そんなインスリンの無駄づかいを阻止するのが、「5分×3」の食事法です。そもそも野菜ファーストはインスリンの節約に有効で、30％抑制したデータもあります。「5分×3」の食事法は、その効果をより確実に得られる方法です。

残念なことに、**インスリンの分泌量は、年齢とともに減少していきます。インスリンの絶対量が少ない日本人にとって、“人生100年”の高齢化時代を元気に生き抜くには、インスリンの節約が大切な条件のひとつ**になります。

インスリンが枯渇しないようにすい臓をいたわり、長持ちさせること！「5分×3」の食事法は、そんな先を見すえた食事法でもあるのです。

注意すべき食事法 1

インスリンの出すぎになるかも？「ミートファースト」の危険性

世間では、さまざまな食事法が出回っています。なかには、最初に食べる食材を野菜ではなく肉にする「ミートファースト」という考え方もあるようです。食べる順番は、肉↓野菜↓主食の順。「野菜ファースト」との違いは、最初に野菜を食べるか肉を食べるかですが、「主食は最後」という考え方は同じです。

私たちが「ミートファースト」で気になるのは、インスリンの分泌量が増えてしまわないか、ということ。

肉を先に食べると、「インクレチン」というホルモンが多く分泌されます。インクレチンはインスリンの分泌にかかわるホルモンで、確かに血糖値を下げる効果をもっています。肉に多く含まれるたんぱく質や脂質を摂取するとインクレチンが分泌され、そのインクレチンがインスリンを出すように働きかけて、血糖値の上昇を抑えます。

ですが、先にお伝えしたように、インスリンはできれば節約したいホルモンです。なるべく少ない量で効果を発揮できるようにしたいのが本音。なので、**「ミートファースト」でインクレチンがインスリンの分泌を促してしまうと、次第にインスリンが枯渇して、一生使い続けるのが難しくなるのでは……と心配になってしまいます。**インスリンは出ればいいわけではないのです。

インスリンが大量に出ることによって、とくに糖尿病の人は合併症やがん、アルツハイマー型認知症を引き起こす危険性があることは、前にお伝えしました。それに加え、インクレチンのひとつ「ＧＩＰ」には脂肪をため込む働きがあるため、肥満になる可能性も考えられます。肉によるコレステロールの増加や、脂質のとりすぎによる動脈硬化などのリスクも考えられます。

そうした可能性もはらんでいることを、覚えておいてください。

注意すべき食事法2

「糖質制限」「カロリー制限」は現実的ではない！

糖質制限から、サルコペニアに

血糖値が気になるなら「糖質制限」をすればいい、と思う人もいるでしょう。たしかに効果はあるでしょうが、あまりおすすめはできません。

糖質を控えると肉などの動物性脂肪の摂取量が増えやすく、動脈硬化が進んで、心筋梗塞や脳梗塞などの重い病気のリスクが高まるからです。

また、糖質が不足すると、筋肉のたんぱく質がエネルギーとして使われて筋肉量が減り、筋力や体の機能が低下する「サルコペニア」や、要介護の一歩手前である「フレイル」になるリスクも上がります。

カロリー制限は、挫折の可能性が高い

糖尿病の食事療法は、『糖尿病食事療法のための食品交換表』（食品交換表）を使って摂取カロリーをコントロールしながら、食事の栄養バランスを保つ――それが基本でした。血糖コントロールをするうえでとても有効な方法であり、入院などで病院がしっかり管理するなら、苦にならず、長続きするかもしれません。

でも、それを自宅で続けるのはなかなか大変です。食事のたびに食材の重さを量ってカロリーを計算する必要があり、面倒になって中断してしまう人も少なくありません。**好きなものが食べられず、これもダメ、あれもダメでは食事を楽しめませんし、挫折からのリバウンドも考えられます。血糖コントロールは、毎日続けられる改善法でなければ、効果は期待できません。**

だからこそ厳しい「糖質制限」「カロリー制限」をするのではなく、別の工夫を！そのためにもっとも簡単で効果が期待できるのが「5分×3」の食事法なのです。

「血糖値問題」に取り組み中!

足立区が実践！　野菜から食べる環境づくり

52ページで、「早食い」は幼少期の習慣からかも、とお伝えしましたが、幼いころに培われた食習慣を、大人になっていきなり変えるのはなかなか難しいものです。それを考慮し、私たちの提唱する食事法を〝食育〟として学校給食に取り入れたのが、東京都足立区です。

食育のおもな目的は「健康を保つこと、食事の大切さや楽しさを知ること」にあります。幼少期から「野菜を先に5分以上かけて食べる」ことを習慣づけていれば、血糖値の上昇を抑える習慣が自然と身について、それは、将来なるかもしれない生活習慣病の予防になり、健康長寿にもつながります。また、子どもへの食育は、その親世代に、祖父母の世代に、そして地域に住む人たちにというふうに、子どもを中心に関わりのある人たちへ、よい影響をもたらすことが期待されます。

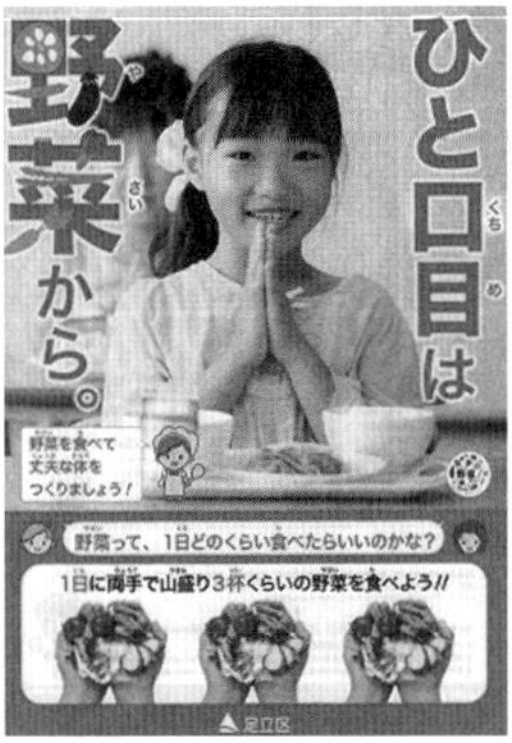
ひと口《くち》目《め》は野《や》菜《さい》から。
野菜を食べて丈夫な体をつくりましょう！
野菜って、1日どのくらい食べたらいいのかな？
1日に両手で山盛り3杯くらいの野菜を食べよう!!
足立区

足立区では「あだちベジタベライフ」の名でPR。ポスターを日々目にすることで、自然と野菜から食べることが身につく効果も。

足立区にはかつて、「2010年の健康寿命が、東京都の平均より約2歳も短い」という心配のタネがありました。それを改善するために、2013年から自治体主導で「あだちベジタベライフ～そうだ、野菜を食べよう」というプロジェクトに取り組んできました。糖尿病予防に重点をおいた野菜から食べる取り組みで、保育園や学校、飲食店、八百屋、JAなどと連携しながら地域全体で実施。また、1日3食野菜を食べる習慣を身につける、簡単な料理を作れるようになるなど、食育を目的としたサポートBOOKも作成しました。

その甲斐あって、子どもたちだけではなく、その親世代にあたる30歳代男性の野菜の摂取量もアップしました。約2歳も下まわっていた都平均との健康寿命の差は、2015年には男性1・53歳、女性1・14歳にまで縮まりました。

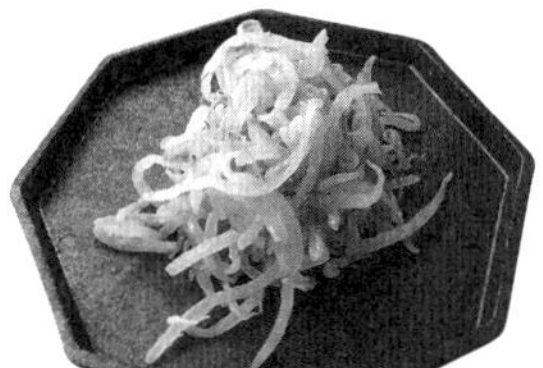

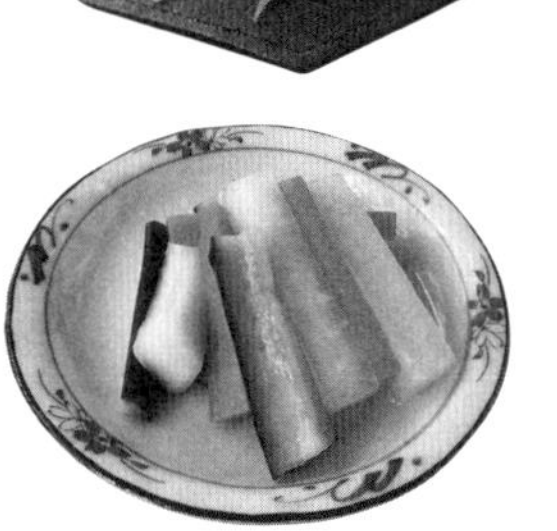

足立区のある居酒屋では、お通しに「もやしのナムル」や「野菜の浅漬け」を提供。客がこれを食べてから次の料理を提供。

郵便はがき

1 0 4-8 3 5 7

お手数ですが
63円切手を
お貼りください

東京都中央区京橋3-5-7
株式会社 主婦と生活社
ライフ・ケア編集部

**たった5分! 食べ方を少し変えるだけで、
「病気にならない!」
「好きなものを食べ続ける!」をかなえる本
読者アンケート係 行**

フリガナ		( )歳
氏名		1.男 2.女
〒□□□-□□□□ 都道府県 区郡市 住所		
TEL	E-mail	
今後、著者や新刊に関する情報、新企画へのアンケートなどを郵送またはeメールで送付させていただいてもよろしいでしょうか?		□はい □いいえ

※今後の企画の参考にするため、アンケートにご協力をお願いしています。ご回答いただいた内容には個人情報が含まれておりますが、安全な取り扱いには充分配慮しておりますのでご了承ください。ご回答いただいた内容は新たな出版企画の立案のために利用させていただきます。弊社で一定期間保存後は速やかに適切な方法で廃棄いたします。
※本書へのご意見、ご感想は、本書の広告などに文面を掲載させていただく場合がございます。

●本書に100点満点で点数を付けるとすると、何点ですか？

（　　　　　　　）点

●本書を購入したきっかけは何ですか？

（　　　　　　　　　　　　　　　　　　　　　　　　　　　　　）

●本書についてのご意見、ご感想などをお書きください。

ご協力ありがとうございました。

なお、個別の医療相談にはお答えできませんので、病状についての質問・相談などは、かかりつけのお医者さんにお尋ねください。

3章

「5分×3」の食事法——もうひとつの極意は、〝分けて食べる〟

「食べる時間帯」を工夫するだけでも血糖値はよくなる！

あなたは食事を何時にとりますか？　朝食や昼食はある程度決まった時間にとれても、夕食は仕事などの都合で21時を回ってしまう人も少なくないでしょう。コロナ禍でテレワークの導入が広がり、夕食を早めにとったのに、ゲームをしていたら小腹が空いて、21時を過ぎてから夜食やスナック菓子を口にした……なんて人もいるかもしれません。

じつは、夜遅い時間の食事は、血糖値の上昇を招くNG習慣！　食後だけでなく、翌日の血糖値にまで影響を残す可能性が高いのです。

〝何時に食べるか〟で血糖値の変動幅は変わってくる

ダイエットに関心がある人なら、「夕食は夜9時までにとる」というアドバイスや、「夕食は就寝の2～3時間前までに食べるようにする」といった話を聞いたことがあるはずです。食後あまり時間が経たないうちに寝てしまうと、食べたものがしっかり消化されず、体を動かさないのでカロリーもあまり消費されません。そのため、遅い夕食は〝ダイエットの大敵〟といわれています。

じつはここにも、健康のバロメータである「血糖値」が大いに関係しています。

そう！　大切なのは〝何時に食べるか〟ということ。

たとえ同じメニューを食べたとしても、食べる時間によって、血糖値の上がり方や下がり方が変わることがわかっているのです。

食べる時間が血糖値にどれくらい影響を及ぼすか？　それがよくわかる研究を紹介しましょう。方法は次のとおりです。

対象：糖尿病患者16名

方法：測定1日目：「夕食を18時に食べるグループ」と「夕食を21時に食べるグループ」に分けて食事をとる

測定2日目：食べる時間を入れかえて、1日目と異なる時間に夕食をとる

この研究において、糖尿病の人についての研究結果が左のグラフです。点線で囲った部分を見てください。「18時に食べた日」は夜中に正常値に戻り、起床とともに血糖値が上がって、体が活動を始めます。ですが、21時に食べた日は、翌朝まで血糖値が高い状態が続いていて、体が活動を始める時間になっても血糖値は正常値に戻っていません。この状態で朝食をとると、正常値に戻る前にふたたび血糖値が上がることになります。このような傾向は、健康な人の場合も同じでした。

夕飯を食べる時間帯の違いによる、血糖値の推移

２型糖尿病の人について、朝は8時、昼は13時に食事をとり、夕食だけ「18時にとる」「21時にとる」の２つのパターンで、血糖値の推移を調べた。すると、朝食、昼食後の血糖値は両者ともそれほど大きな差はないが、18時以降の様子に大きな変化が見られた。健康な人についても同様の結果を得た。

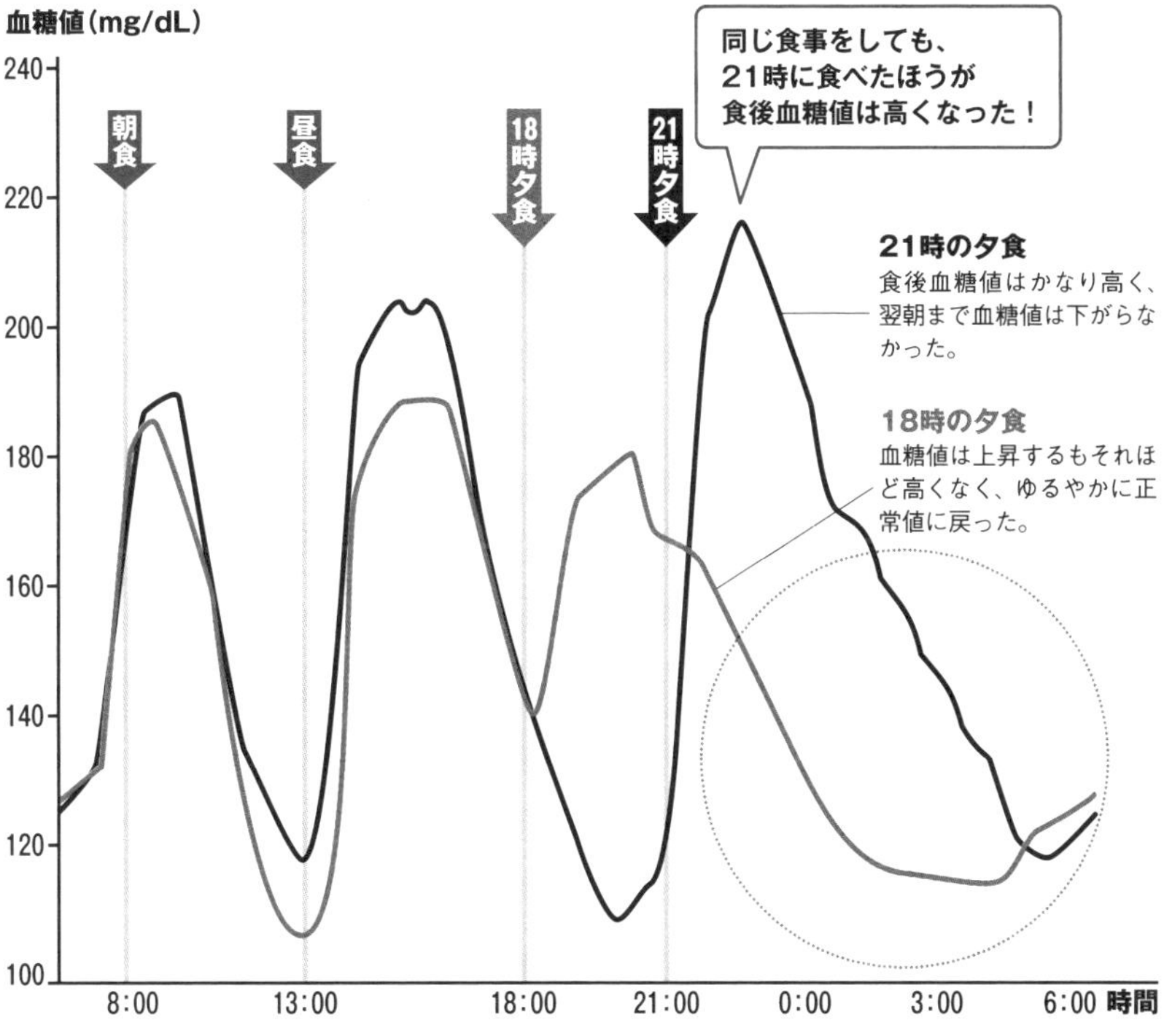
血糖値（mg/dL）
240
220
200
180
160
140
120
100
朝食
昼食
18時夕食
21時夕食
同じ食事をしても、21時に食べたほうが食後血糖値は高くなった！
21時の夕食
食後血糖値はかなり高く、翌朝まで血糖値は下がらなかった。
18時の夕食
血糖値は上昇するもそれほど高くなく、ゆるやかに正常値に戻った。
8:00
13:00
18:00
21:00
0:00
3:00
6:00
時間

出典◎Imai S,Kajiyama S,et al. Diabetes Research and Clinical Practice,129;206-212（2017）

“遅い夕食&朝食抜き”は太りやすい体質につながる！

翌朝まで影響することを知ると、「じゃあ、正常にするために、朝、何も食べなければいいんじゃない？」と思うかもしれませんね。それが1日くらいなら、体にはそれほど負担はかからないでしょう。

けれど朝食は、その日のはじまりを体に告げる大切なスイッチとなる食習慣。体内時計は朝日を浴びて朝食をとることでリセットされますが、朝食抜きの生活が続くとリセットされず、ひいては生活リズムを乱れさせる原因になります。

また、朝食を抜くと昼食前に強い空腹感を覚えやすく、ドカ食いや早食いの原因になって、昼食や夕食後の血糖値が上昇してしまいます。空腹感が強いと、脳が「飢餓状態だ！」と判断して、足りないエネルギーを蓄えようと体が糖を吸収するせいで、太りやすくもなります。

こうした生活が続くと、血糖値は急激に上がったりなかなか下がらなかったりして、知らないうちに糖尿病へと近づく可能性も。それは避けたいですよね。

食べる時間帯のコツ 1

夕飯が遅くなる日はちょい食べ「分食」でカバー

では、〝遅い夕食&朝食抜き〟を防止するにはどうすればいいのでしょう。

夕食が遅くなる生活を改善できればベストですが、仕事の都合などとなるとそう簡単にはいかないでしょう。そこで私たちは、「同じメニューを分けて食べてはどうか」と考えました。早い時間にきちんと時間をかけて食べるのは無理でも、「先に少し口にしておいて、あとから残りを食べる」という、夕食を2回に分ける「分食」なら職場でもできそうです。

そこで、68ページの研究の際に、もう1日測定日を追加しました。

測定3日目：18時に生のトマト1個とご飯を食べ（ちょい食べ）、その後21時に野菜と主菜を食べる（夕食）。

夜遅くに夕食をとるより
夕食を2回に分けほうがベター！

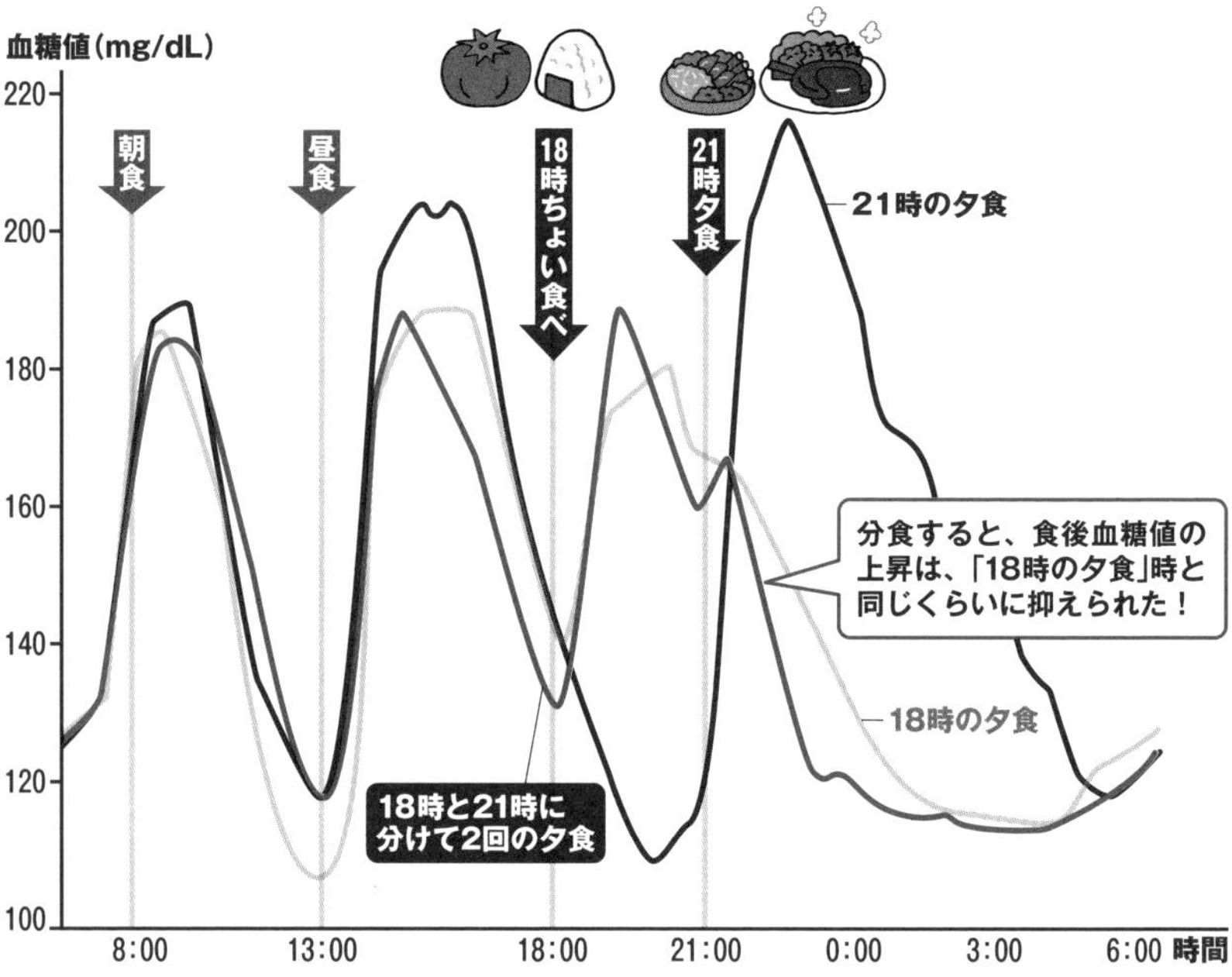

血糖値(mg/dL)
220
200
180
160
140
120
100
朝食
昼食
18時ちょい食べ
21時夕食
21時の夕食
分食すると、食後血糖値の上昇は、「18時の夕食」時と同じくらいに抑えられた！
18時の夕食
18時と21時に分けて2回の夕食
8:00
13:00
18:00
21:00
0:00
3:00
6:00
時間

出典◎Imai S,Kajiyama S,et al. Diabetes Research and Clinical Practice,129;206-212(2017)

糖尿病の人の結果が上のグラフです。健康な人の場合も同様で、**同じメニューでも、食べるタイミングによって大きく差が出ました。**

血糖値は、エネルギー量や栄養量、糖質の量、食物繊維の量などによって影響を受けることはわかっていましたが、食事の時間帯によってもこれほど変わるとは、新発見でした。

1日3食の食事のなかで、夕食の時間はとくにバラつきやすい傾向にあります。少し前のデータですが、２００８年の国民健康栄養調査によると、15歳以上の日本人のうち11％が、21時をすぎて夕食を食べはじめるという報告があります。とくに20～40代の男性に多く、30代では34％と高い割合に！　働き盛りの年代のため、残業などで食べる時間が遅くなってしまうのでしょう。

分食でよい効果が出たおもな理由としては、次のことが考えられます。

●1回の食事量や糖質の摂取量が減り、血糖値の上昇を抑えられる。

●1回目の食事で体の準備が整うので、2回目の食事の際にインスリンがスムーズに分泌される。

この効果を生かすため、夕食が遅いときは「18時ごろに野菜、またはトマトジュースや野菜ジュースと、サンドイッチやおにぎりなどの炭水化物を少量とり、21時以降は糖質をとらない」という「分食」食事法を実践してみてください。

食べる時間帯のコツ 2

おやつは3時に！「食後のデザート」は血糖値を上げてしまう

血糖コントロールを考えると、甘いお菓子はなるべく避けたいところです。けれど、食べたいのをガマンしてストレスがたまるのもよくありません。がんばった日のご褒美など、ときには口にしたくなることもあるでしょう。

日本人の女子大学生のうち、毎日菓子類をとっている割合は約60％、男子大学生では約40％、糖尿病患者さんは80％近くが〝楽しみ〟として食べているという報告もあります。健康に配慮しつつ、上手につきあっていきたいものです。

では、どうやってつきあうといいのでしょうか。私たちは、お菓子を食べるタイミングと血糖値との関係を調べる研究をしてみました。その結果、「3時のおやつ」がベターだとわかったのです。

お菓子を食べる時間と血糖値の変化
食べるなら「3時のおやつ」が効果アリ

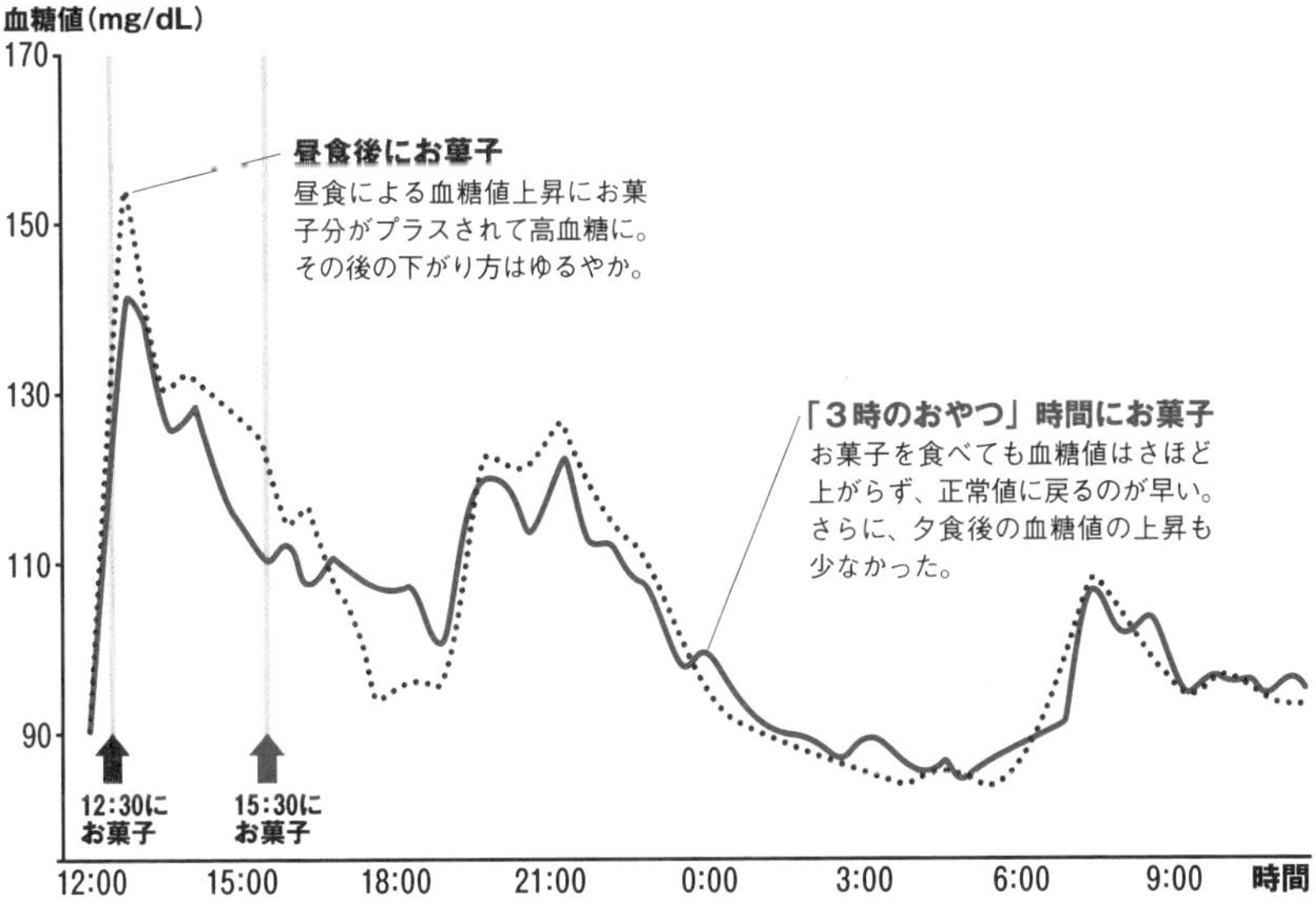
血糖値（mg/dL）
170
150
130
110
90
昼食後にお菓子
昼食による血糖値上昇にお菓子分がプラスされて高血糖に。その後の下がり方はゆるやか。
「3時のおやつ」時間にお菓子
お菓子を食べても血糖値はさほど上がらず、正常値に戻るのが早い。さらに、夕食後の血糖値の上昇も少なかった。
12:30にお菓子
15:30にお菓子
12:00
15:00
18:00
21:00
0:00
3:00
6:00
9:00
時間
出典◎Imai S,Kajiyama S,et al.Diabetes & Metabolism 45,369-374,2019

血糖測定は2日間。
対象：健康な若い女性17名
条件：測定1日目：「昼食後すぐの12時半のグループ」と「昼食と夕食のあいだの15時半のグループ」に分けて、バウムクーヘンを食べる
測定2日目：1日目と異なる時間にバウムクーヘンを食べる
結果が上のグラフです。

ちょっと意外な結果ではないでしょうか。とくに、食後のデザートを楽しみにしている人にとっては、残念な結果かもしれませんね。「お菓子は、お腹が減っているときに食べるより、食後のほうがいいだろう」と考えて食べていた人も、きっといるでしょう。けれど、それはNGでした。**お菓子を食べるタイミングとして、食後はおすすめできません。なぜなら、食後のデザートは、食事で上がった血糖値に足し算するように、血糖値をさらに上げてしまうから。**

個人差はありますが、血糖値は基本的に食後3時間くらいで下がります。なので、昼食の約3時間後にあたる〝15時半ごろ〟にお菓子を食べても、血糖値はそんなに大きく上がらず、夕食前には正常値に戻るのです。

同様の研究を糖尿病の患者さんでも行っています。血糖変動の大きさを考慮して、糖質や脂質の抑えられたビスケットを、12時半と15時半に食べてもらいました。すると、昼食直後のビスケットは、昼食後だけではなく、夕食後の食後血糖値のピークまで上げてしまうことがあきらかになりました。

食べる時間帯のコツ 3

夕食後のお菓子はやめる! 血糖値にとって最悪の状態を招く一因

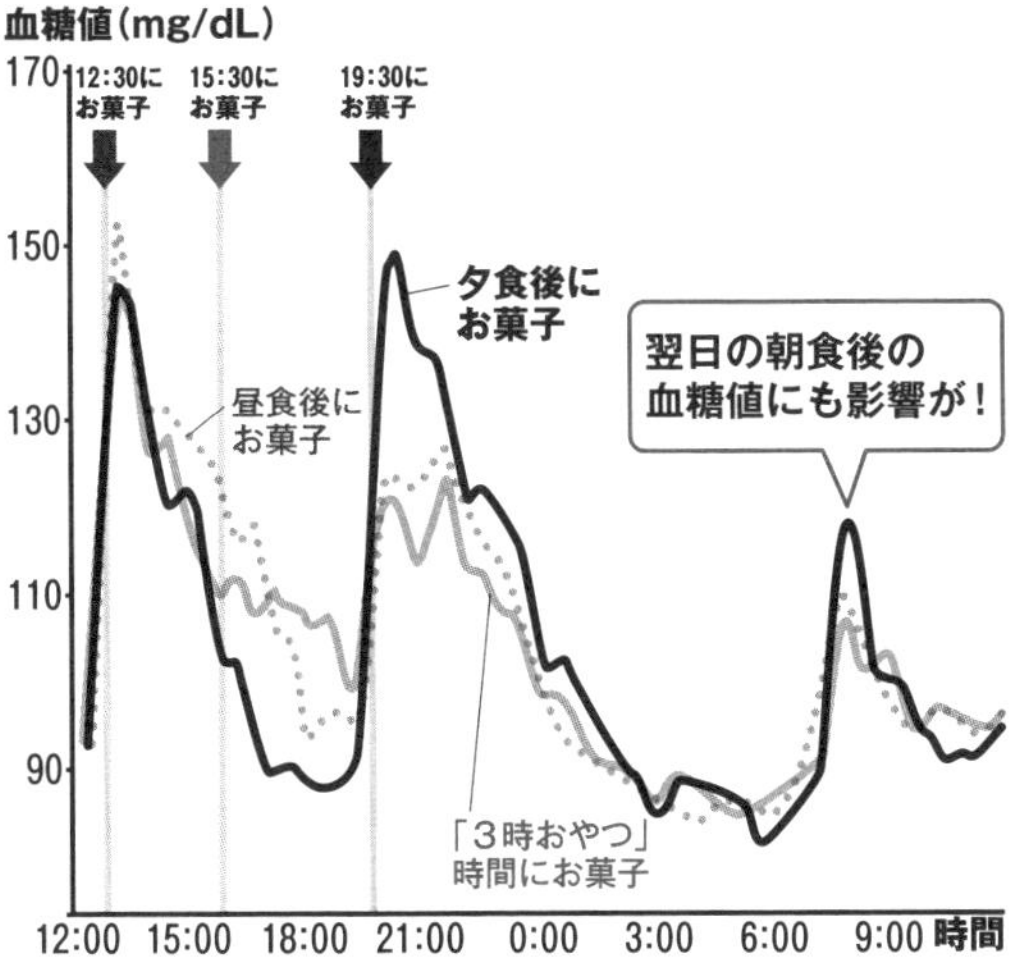

夕食後のお菓子は、血糖値をぐんとアップ! 翌朝になるまでなかなか下がらず、翌朝の食事後の血糖値にも影響をおよぼした。

出典◎Imai S,Kajiyama S,et al.Diabetes & Metabolism 45,369-374,2019

75ページの研究では併せて、「夕食後にお菓子を食べる」場合も調べてみました。その結果が上のグラフです。夕食後の血糖値がぐんと上がっています。

これは、健康な人のデータですが、一度上がった血糖値はなかなか下がらず、翌日の朝食後の血糖値にも影響しています。

なぜこのようなことが起こるのでしょうか。

日中と比べて夜間の活動量が少ないことが、原因のひとつにあげられます。糖質がエネルギー源として消費されない分、血糖値が上がりやすくなるのです。また、食事でとった栄養素は、体内で分解されるときにその一部が体熱として消費されますが、昼間に比べて夜間はその働きが半分以下になるといわれています。

ただでさえ夜は糖質が消費されにくい時間帯です。にもかかわらず食後にお菓子をとると、糖質の摂取量が通常の食事にプラスされてしまい、血糖値が下がりきらずに翌朝を迎えてしまいます。

せっかく夕食を早い時間にとったとしても、夕食後に糖質たっぷりのお菓子を食べては意味がありません。グラフが示すとおり、夕食後のお菓子が血糖値に与える影響は翌朝まで続き、血糖値が下がりきっていないために空腹感を覚えにくくなります。すると、朝食を抜いて、昼食のドカ食い・早食いを招くという悪循環に！　昔からいわれる「3時のおやつ」には、ちゃんと意味があったのです。

4章

ちょっとした工夫さえすれば、
好きなものを一生、楽しく食べ続けられる！

この食べ方を習慣化するための10の実践

ガマンや苦痛を伴う食事制限は、効果があったとしても、生活の質を大きく下げてしまいますし、何よりも継続することがとても難しい……。

一度きりの人生、食事を楽しみながら、豊かな毎日を過ごしたいものです。

この章では **〝何を食べるか〟についてもお話ししておきます。** 時間を味方につけて〝どう食べるか〟に加えて〝何を食べるか〟も知っておくと、よりいっそう大きな効果が期待できます。

実践 1

最初に食べる野菜の量は、
握りこぶし1つ分。
たとえば、トマト1個
お浸しなら小鉢1杯。

それより
もっとズボラにするなら、
食事30分前に
トマトジュースを1杯!

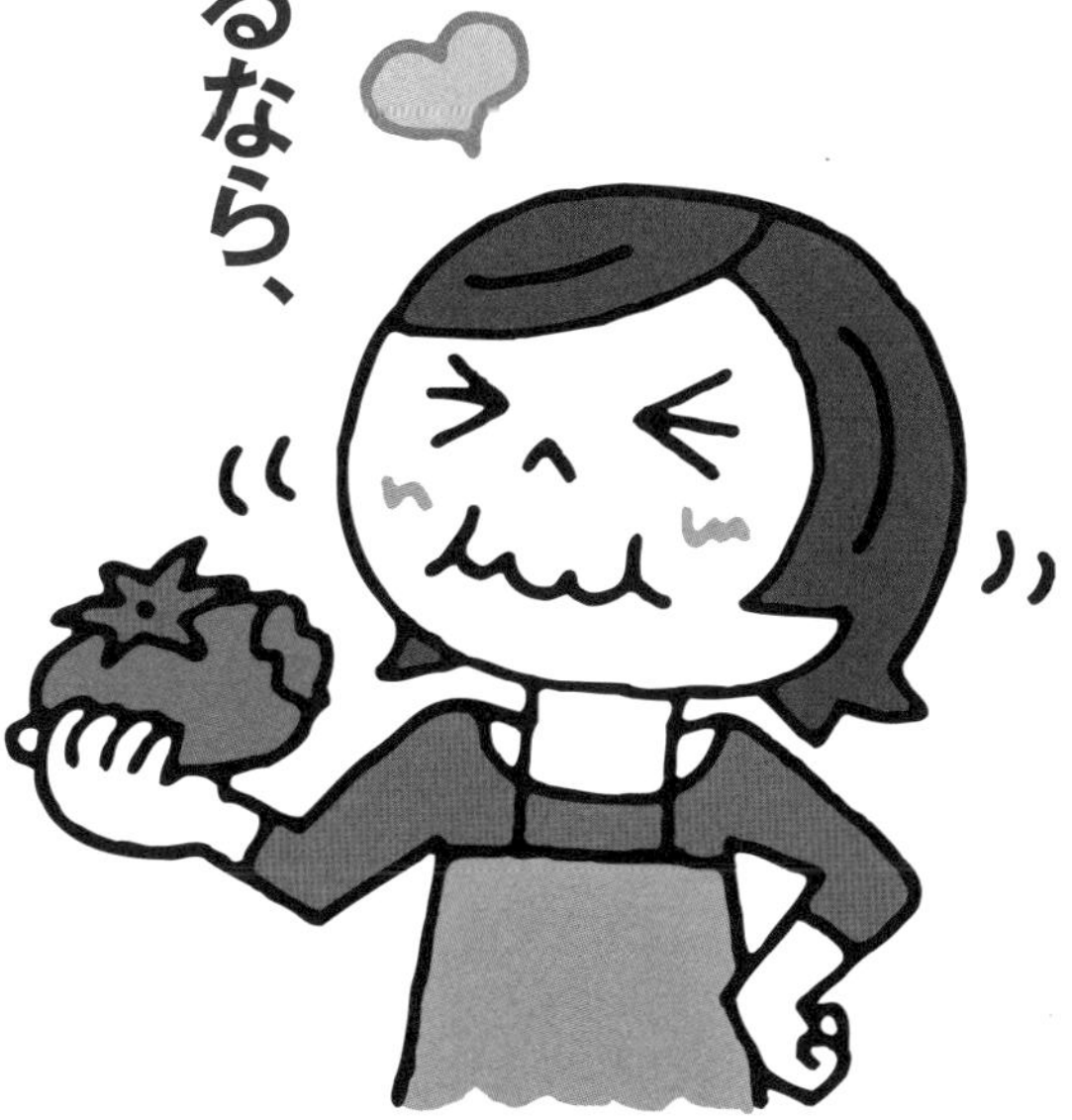

厚生労働省が提唱する国民の健康づくり運動「健康日本21」では、1日あたりに摂取する野菜の目標量を「350g以上」としています。ですが、それがどれだけの量なのかわかりにくいですよね。そこで患者さんには毎食「野菜は握りこぶし1つ分」とお伝えしています。ちょうどトマト1個のサイズ。きゅうりなら1本でしょうか。切らなくてもそのまま食べられる野菜なら、面倒がなくていいでしょう。かみごたえもありますから、自然とよく噛むことになります。

もちろん、それ以上食べられるならよりいいのですが、野菜だけでお腹いっぱいにはしないように、バランスにも気をつけてください。

また、「こんな量ではすぐ食べ終わってしまう」という人は、56ページでお伝えしている「ゆっくり食べ」のワザを使って、できる限りペースダウンの食べ方を身につけてください。

時間があるときに、常備菜を作り置きしておくのも便利です。野菜たっぷりから作るラタトゥイユや具だくさんスープ、お浸し、酢漬けなど。毎回の食事でまずはこれらを口にしてから食事を進めることを習慣づけてください。

トマトに、脂肪肝・中性脂肪改善の効果あり！

	トマト成分なしのエサを食べたとき		トマト成分ありのエサを食べたとき
血液中の中性脂肪	142mg/dℓ	➡	97mg/dℓ
肝臓中の中性脂肪	80mg (肝臓1g中)	➡	56mg (肝臓1g中)
血糖値	391mg/dℓ	➡	302mg/dℓ

トマト入りのえさを食べると中性脂肪も血糖値も減った！

2012年、京都大学農学部研究科教授・河田照雄さんと研究員の金英一さんたちの研究グループは、脂肪肝や脂質代謝異常の改善に効果のある新成分「13-oxo-9,11-octadecadienoic acid（13-oxo-ODA）」を、トマトから発見した。
肥満マウスで実験したところ、トマトの入ったエサを食べたマウスは、血液と肝臓にある中性脂肪に加え、血糖値も減少。大きな効果が得られることがわかった。

出典◎Kawada T. et al. Plos ONE 7: e31327,2012

「トマト1個」が血糖値を下げる！

71ページの研究で、18時に生のトマトを食べてもらったのには理由があります。いまやトマトは1年中手に入り、料理が苦手な人でも〝生のまま丸ごと〟なら、毎日ラクに食べ続けられること。野菜には消化や代謝を助ける酵素が多く含まれますが、熱に弱い性質があるので、できるなら生のまま食べてほしいこと。そして、トマトに血糖値を下げる効果が期待できること！

トマトに含まれる「13－oxo－ODA」という成分には、脂肪肝や高中性脂肪血症など、脂質代謝異常の改善に有効であり、血糖値の上昇を抑えたことが報告されたのです。まだ動物実験の段階ですが、そんなトマトの働きを積極的にとり入れたいのです。

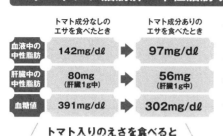

〝食事30分前〟のトマトジュースでもOK！

じつは、トマトジュースを飲むだけでも有効だとわかりました！　それを証明するのが次の研究です。期間は3日間。朝食のメニューだけ変え、それ以外の条件は同じにしています。

対象：25名の健康な女性
方法：8時半：測定1日目：水200g
　　　　　　測定2日目：トマト200g
　　　　　　測定3日目：トマトジュース200g
　　　9時（30分後）：ご飯200gをとる
　　　13時：昼食時は毎日同じメニューを食べる

結果は左のグラフです。水を飲んでからご飯を食べたときには食後血糖値が高くなっているのに、トマトやトマトジュースをとったあとの食後血糖値は、水のときより低い値に。トマトとトマトジュースの効果は同じ程度を示しています。

トマトジュースにも、食後血糖値を下げる効果があった！
水、トマト、トマトジュースを体に入れてからの血糖値の推移

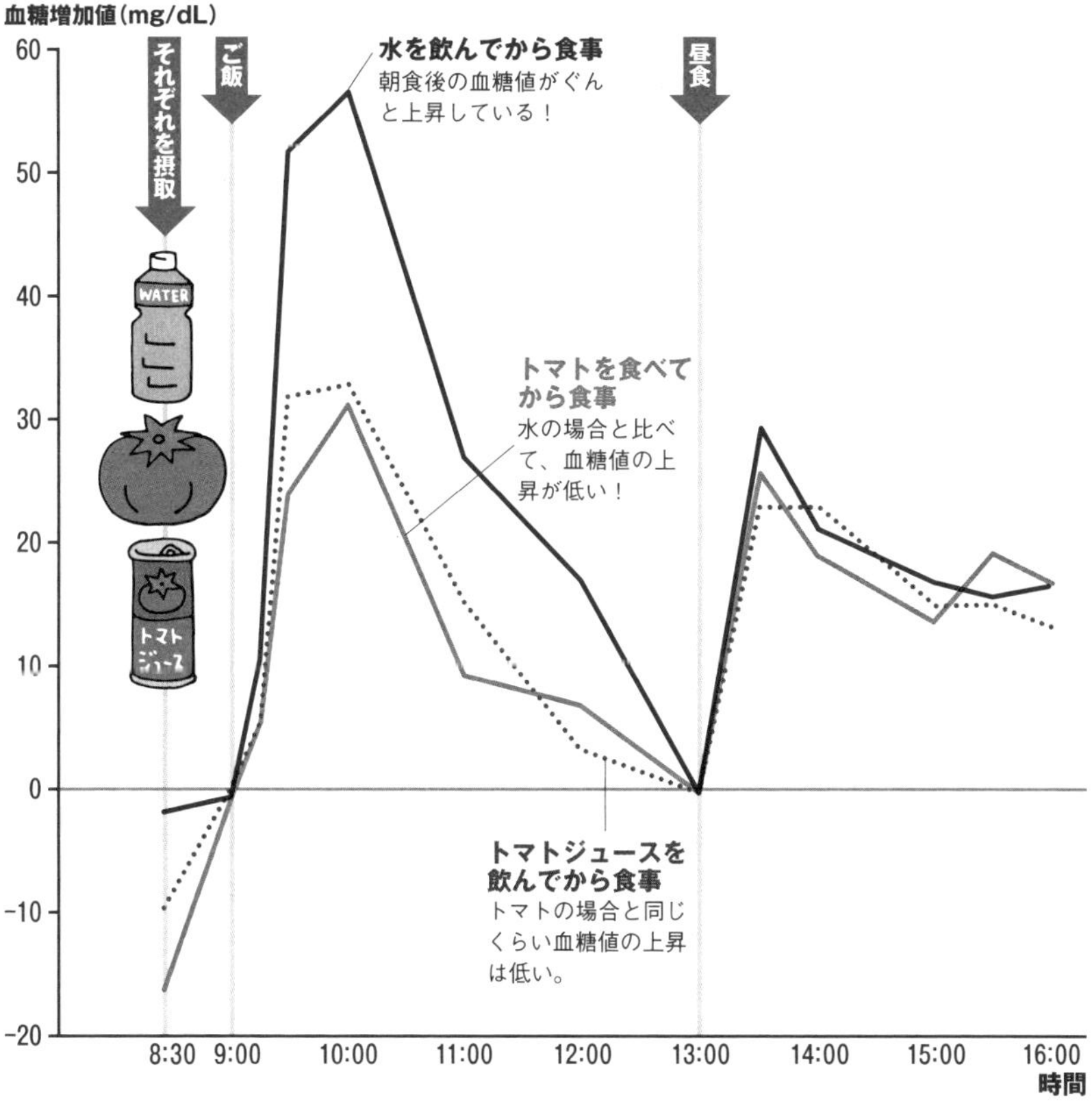
血糖増加値(mg/dL)
60
50
40
30
20
10
0
-10
-20
それぞれを摂取
ご飯
昼食
WATER
トマト ジュース
水を飲んでから食事
朝食後の血糖値がぐんと上昇している！
トマトを食べてから食事
水の場合と比べて、血糖値の上昇が低い！
トマトジュースを飲んでから食事
トマトの場合と同じくらい血糖値の上昇は低い。
8:30
9:00
10:00
11:00
12:00
13:00
14:00
15:00
16:00
時間

出典◎Imai S, Kajiyama S. et al. Asia Pac J Clin Nutr. 29, 491-497, 2020

トマトジュースなら、オフィスでも飲める

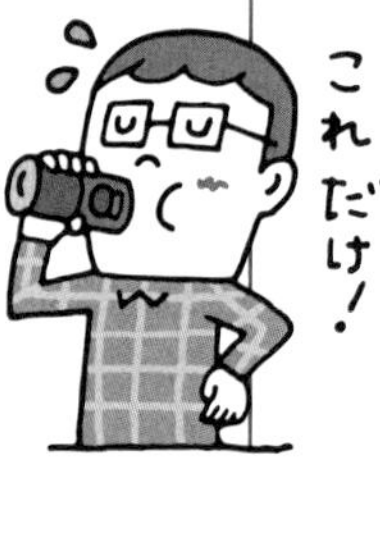

コロナ禍にあり、自粛が余儀なくされているときなら機会は少ないでしょうが、自粛明け、もし飲み会があるなら、お店到着の30分前に〝デスクでトマトジュース〟を心がけてください。

私たちの研究では、飲み会の30分前に飲むと効果があることがわかっています。20分前、10分前と時間を変えての効果を現在研究していますが、いまのところ、食事までの時間が短いと効果が薄いようです。なので、「オフィスでトマトジュース、からの飲み会」がちょうどいい時間かと考えて指導しています。

トマトジュースの代わりに「**野菜ジュース**」でも食後血糖値を抑える効果は期待できますが、その際は、**果物やかぼちゃ、さつまいもなどの糖質を多く含む野菜が入っていないものを選ぶこと！**　野菜ジュースのパッケージの側面に書かれている原材料名を確認しましょう。季節によっても材料が異なるようです。

実践 2

コンビニ惣菜、カット野菜、冷凍野菜、レンチン料理……
「手抜き」でOK！どんどん使うべし

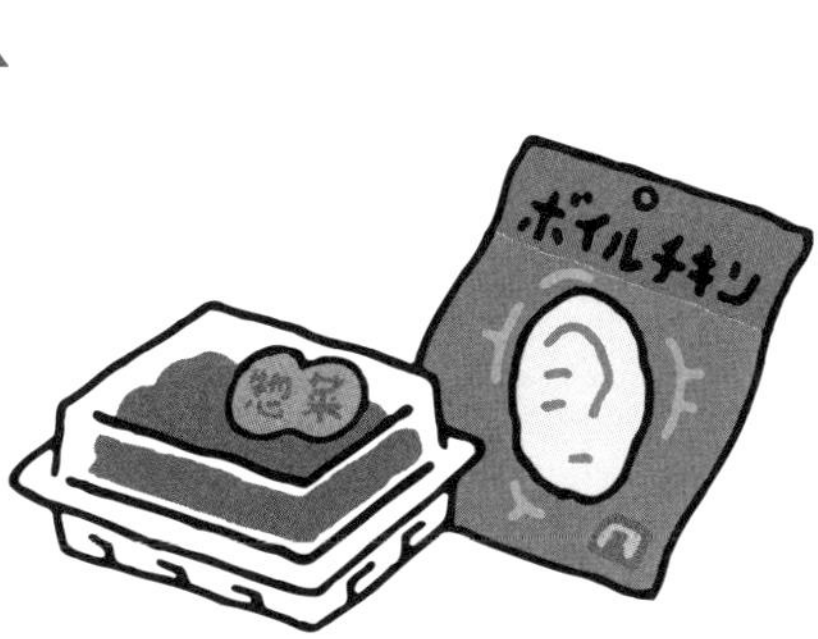

コロナ禍でリモートで家にいる時間が増え、食事を作る機会も増えて、「もうラクしたい！」というのが本音ではないでしょうか。手抜き・時短、大いに結構！大切なのは、**食べる時間帯・かける時間・食べる順序**の3つです。

もし「お惣菜を買うのはもったいない」「料理に手をかけることが愛情の印」という意識があるなら、健康のためには〝手放す〟ことをおすすめします。もし罪悪感を抱くなら、〝野菜が少なかった〟ことに罪悪感を感じてください。

効果が出ている患者さんを見ると、みなさん、できる範囲のことを実践し、コンビニやテイクアウトを上手に活用しています。

コンビニ惣菜、スーパー惣菜、大いに〝あり〟！

野菜たっぷり、バリエーションも豊富な惣菜は、コンビニでは少量ずつパックに入ったものが数多く売られています。ひじきや昆布の煮物や、ほうれん草のごま和え、ちょっと洋風なマリネなど。

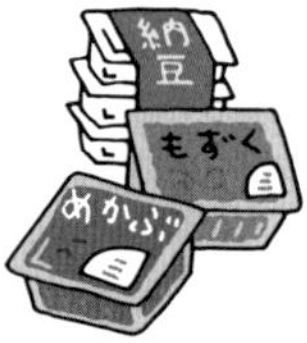

とくにおすすめは、食物繊維たっぷりのヌルヌル食材。もずくや納豆、めかぶ

などがそう。冷蔵庫に常備しておくといいですね。そのまま食べてもいいですし、大根おろしやねぎなどの薬味を混ぜて食べるといっそうおいしくなります。

スーパーの袋入り「カット野菜」を活用して

サラダは生のまま食べられると言っても、包丁とまな板を準備して食べやすい大きさに切って……という作業は、意外と面倒なもの。

そこで、袋入りカット野菜をおすすめします。袋から出してドレッシングをかけるだけ。ちりめんじゃこなどを加えれば、さらにおいしく、効果的です。

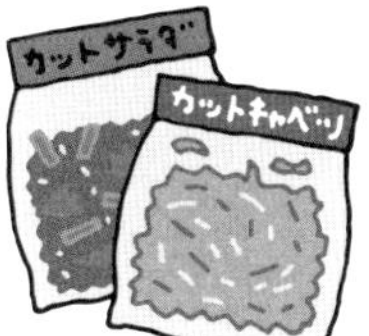

レンチン使いで、手間なし調理

電子レンジにかけると、簡単に〝蒸し温野菜〟ができ上がります。素材の味や香りが引き立ち、うまみも増すので、塩分が少なめでもおいしく味わえるのはうれしいメリット。蒸すことでカサが減るので、量もたくさん食べられます。

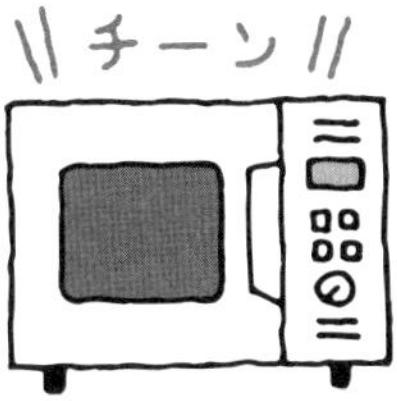

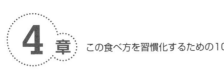

冷凍野菜をフル活用！

野菜をそのまま冷凍した冷凍食品もどんどん活用しましょう。冷凍することで野菜の鮮度や栄養素がキープされており、生の野菜のように食べどきを逃すことはありません。

おすすめは、ブロッコリーや枝豆、オクラなど。ちなみに私、今井は、研究室の冷凍庫に冷凍ブロッコリーとチーズを常備し、ランチに「ブロッコリーのとろ～りチーズ」を作っています。簡単なので、レシピをお伝えしておきましょう。

私、今井が作っている！

冷凍&レンチン簡単料理

ブロッコリーのとろ～りチーズ

材料（2人分）

冷凍ブロッコリー（市販）……8個
ピザ用チーズ……40g

作り方

1. ブロッコリーは電子レンジ（500W）で2分加熱する。
2. チーズをちらし、さらに電子レンジで1分半加熱し、チーズが溶けたらできあがり。

無限ピーマン

材料（2人分）

ピーマン……4～5個
ツナ缶（小）……1缶
鶏がらスープのもと（顆粒）……小さじ1
ごま油……小さじ2

作り方

1. ピーマンは種とヘタを取り、細く切る。
2. 1とツナ缶を混ぜ、鶏がらスープのもと、ごま油を混ぜる。
3. ラップをかけ、電子レンジ（500W）で4分加熱する。

私、食べ方を少しだけ変えました！❶

スーパーのカットキャベツを最初にゆっくり食べて、改善！

40歳　男性

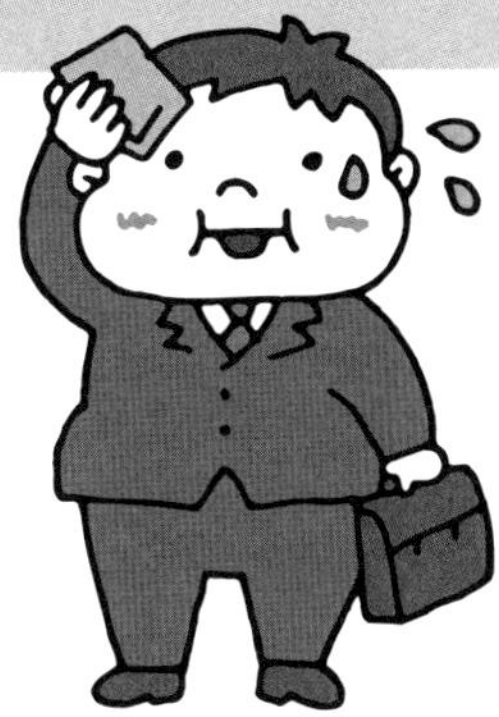

Before

身長　168㎝
体重　92.4㎏
空腹時血糖値　284㎎/dℓ
HbA1c　13.8%

↓ 3か月後

After

体重 -15㎏！
HbA1c 7.6%！

一人暮らしで、食事は外食か市販のお弁当。コーラが好きで、1日に1.5ℓ飲んでいました。

ある日突然しんどくなって病院を受診したところ、糖尿病の診断に用いられる空腹時血糖値が２８４㎎/dL、HbA1cが13・8%とかなり高く、重度の糖尿病と診断。すぐに入院して薬で治療するようにいわれました。けれど、仕事の都合で入院はできません。外来でなんとか治療できないかと探してたどり着いたのが、この食事法でした。

自分で料理をする習慣はまったくなかったため、スーパーで売っているカットキャベツを活用しました。最初にカットキャベツ全部を5分以上かけて食べてから、お弁当のおかずを食べ、最後にご飯を食べるように変えてみました。

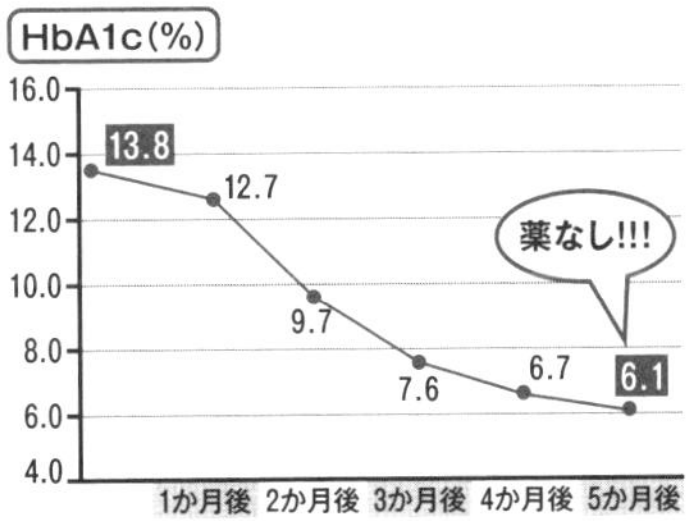
HbA1c(%)
16.0
14.0
12.0
10.0
8.0
6.0
4.0
13.8
12.7
9.7
7.6
6.7
6.1
薬なし!!!
1か月後 2か月後 3か月後 4か月後 5か月後

薬を使わなくても、野菜を先に食べただけで、どんどんと下がっていった。

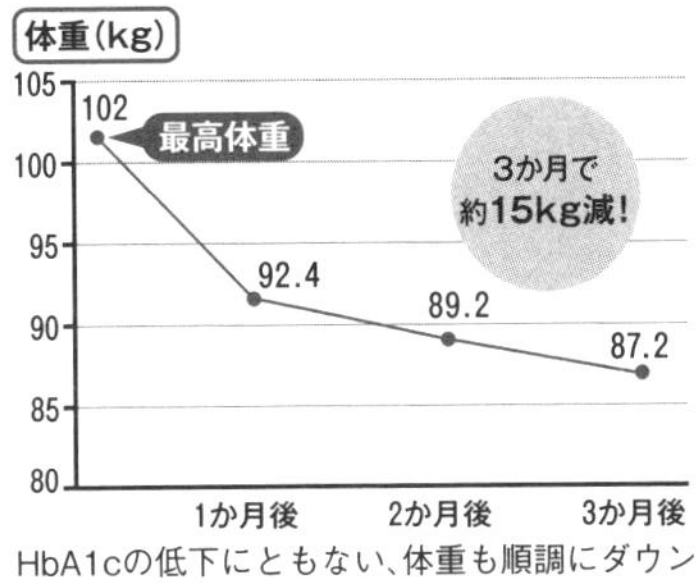
体重(kg)
105
100
95
90
85
80
102
最高体重
3か月で約15kg減！
92.4
89.2
87.2
1か月後
2か月後
3か月後

HbA1cの低下にともない、体重も順調にダウン！

するとまず驚いたのが、体重がみるみる減ったこと！体重は最高で１０２㎏の肥満体型でしたが、3か月で15㎏も減りました。

治療を始めるまでは、トイレに行く回数も多くて、体もしんどくて。けれど、たった1か月でHbA1cも改善されてきて、少しずつ調子がよくなっていきました。

きちんと数値に結果が出るので、どんどんやる気が出てきて、病院にいくのも楽しみになったくらい（笑）。血糖値と一緒に、高かった血圧も下がっていきました。

実践3

「サラダ」の言葉に惑わされない！
ポテトサラダ、マカロニサラダは
炭水化物の仲間。
いちばん最後に
食べること！

じゃがいも、マカロニ、春雨は、糖質でできている！

最初の一品をサラダにするのは、効果の高い心がけです。けれど、〝サラダ〟と名前はついていても、ポテトサラダは最初に食べる野菜メニューではありません。マカロニサラダ、パスタサラダ、春雨サラダも同様です。

じゃがいもやマカロニなどのパスタは、主成分が炭水化物。糖質をたっぷり含み、一緒に調理されている野菜はほんの少しだけ。そのため、主食の仲間と考えて、最後に食べるメニューにカウントしてください。

糖質が多いコーンがたっぷりの野菜サラダも避けたいところ。いもの仲間の、里いも、さつまいもも同じです。ほかには、かぼちゃも気をつけて。

また、煮物には砂糖がたくさん使われています。そのこともお忘れなく。

糖質が多くて、気をつけたい野菜

じゃがいも、さつまいも、里いも、かぼちゃ、とうもろこしなど。

いもの仲間でOKなのは、生の山いも！

山いも、長いももいも類ですが、ほかのいもと違って、生のまま食べられるのがポイントです。ネバネバ、ヌルヌルの生の状態なら、1皿目に食べる野菜のグループに入ります。

「ぬめり」は水溶性の食物繊維。糖質を包み込んで、吸収のスピードをゆるやかにしてくれます。せん切りやとろろで食べてもいいですし、なめたけやイカなどを加えると、さらに歯ごたえがアップします。

ただし、山いもの鉄板焼きや、山いものフライなど、加熱してホクホクした状態ではぬめり効果がダウンします。加熱した場合は、食事の最後に。

豆類では、大豆だけがたんぱく質の仲間

大豆は、植物性たんぱく質を多く含み、日本人の食生活に古くから根付いてきました。納豆や豆腐、豆乳、きなこなど、多くの食品があります。

いっぽう、それ以外の豆は……。ひよこ豆やレンズ豆は海外では「主食」になり、炭水化物の仲間です。つまり、食べるのは最後のグループ！

そういう差はありますが、豆は、カルシウムやカリウムなどのミネラルも豊富です。その効果を得るためにも、食べ方を工夫したいですね。

おすすめは、皮ごと食べること。皮にある食物繊維を一緒にとりましょう。また、甘く煮ると糖分が高くなるので、ゆでるだけといったシンプルな調理法に。レトルトのミックスビーンズを使うとよりお手軽です。

いろいろな野菜を食べて、野菜の効果を体に入れて

野菜にはいろいろな栄養素が含まれています。なかでも、いままでもお話ししている食物繊維。体内で糖質などを包み込むと、ゆっくりと腸を移動し、腸での吸収スピードをゆるやかにします。そのため、食後血糖値を上がりにくくしてくれます。さらに、腸内細菌のエサとなって腸内環境を改善して便通を促したり、余分なコレステロールをくっつけてコレステロール値を下げたりと、健康にうれ

しい効果がたくさんあります。それゆえ、「第六の栄養素」と注目されるのもうなずけます。ほかにには、カリウムや、活性酸素の働きを抑える抗酸化ビタミン（ビタミンA、C、E）、抗酸化作用をもつ成分としてみなさんもよくご存じの「ポリフェノール」などが野菜にはあり、循環器疾患やがんの予防に効果的だと考えられています。

活性酸素は、動脈硬化の危険性を高めたり、がんや老化、そして私たちの体を守る免疫機能の低下を招いたりと、なかなか厄介な存在です。それを野菜がもつ「抗酸化作用」が抑えてくれると言うのですから、ふだんからなるべくとっておきたいところ。厚生労働省が「350g以上の野菜を」と言うのは、そのような理由からなのです。

実践 4

野菜がどんどん進むならドレッシングもOK。楽しく、おいしく食べられる工夫は積極的に！

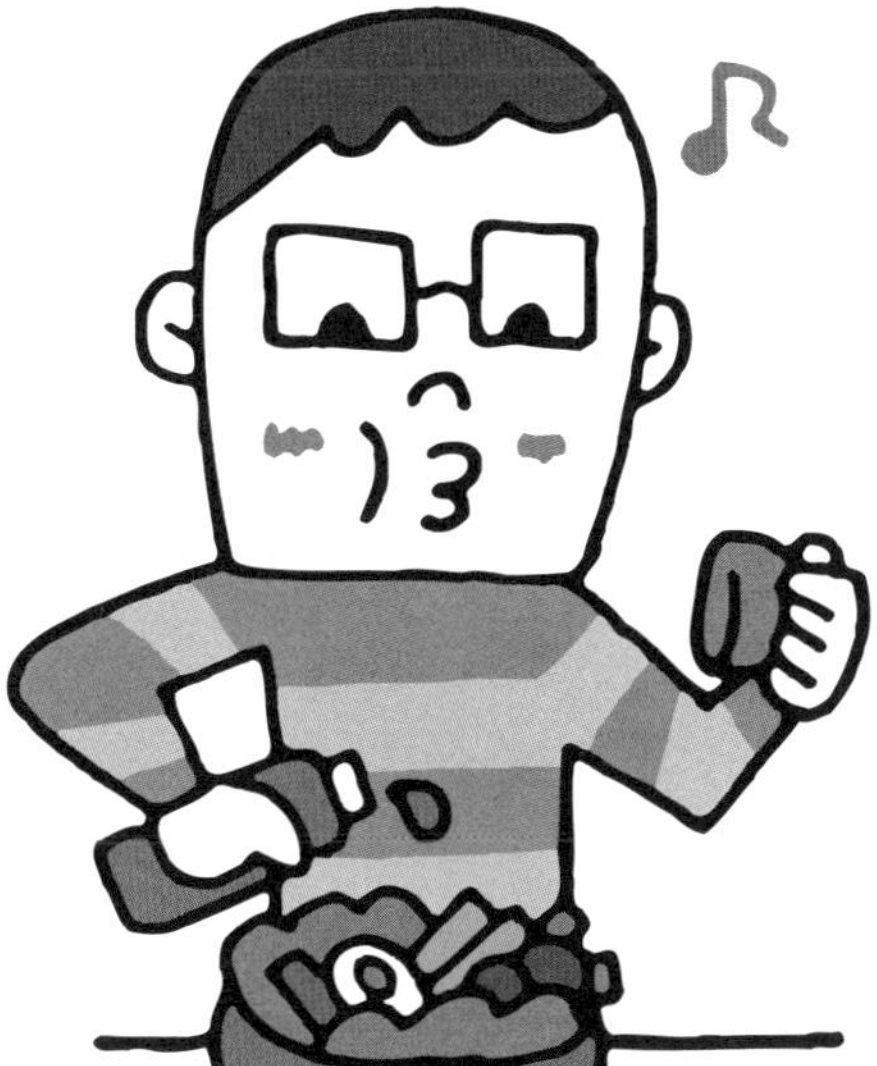

ドレッシング、OKです

「サラダにドレッシングはかけないほうがいいですか？」と聞かれることがあります。たしかに、ドレッシングには油分や糖分が含まれるものが多いので、ベストは野菜だけなのかもしれません。けれど、大切なのは、野菜を楽しく食べること！ ドレッシングをかけて野菜の食が進むなら、ぜひかけてください。野菜のビタミンのなかには、油と一緒にとることで吸収率が上がるものもありますから。

でもさすがに、野菜が見えなくなるくらいにごまドレッシングをかけていた患者さんには「かけすぎですね」とお伝えしました。かけすぎには注意しましょう。

野菜に〝たんぱく質ちょい足し〟が食べやすい

野菜→主菜（たんぱく質）→主食（炭水化物）の順番が基本ですが、野菜とたんぱく質を完全に分けなくてもいいです。

ほうれん草のお浸しにかつお節をかけたり、サラダにツナフレークや蒸し鶏を入れたりするとおいしいですよね。たんぱく質の量が多すぎると主菜になりますが、少し添えるだけなら、おいしさが増して野菜が食べやすくなります。90ページで紹介した料理も、たんぱく質ちょい足しのレシピです。

ただし、濃い味つけ、塩分には注意して

血糖値と直接関係しませんが、塩分を控えることも大切。塩分の多い食事は、高血圧や動脈硬化の危険性を高めてしまいます。

濃い味のおかずだと、ご飯が進むのも気になるところ。とくに糖尿病の患者さんは、濃い味を好む傾向があります。お酢やレモンなどの酸味、とうがらしやコショウなどの香辛料、ショウガやニンニクなどの香りの強い野菜を使うと、塩分を控えても満足感があります。

ふりかけや漬け物と一緒にご飯を食べるのは、おすすめできません。**ご飯だけで食べにくければ、おかずを少し残しておいて最後に一緒に食べるようにしてください。**

実践5

「三角食べ」でなく、「コース食べ」に！

ご飯は自分から遠い位置に

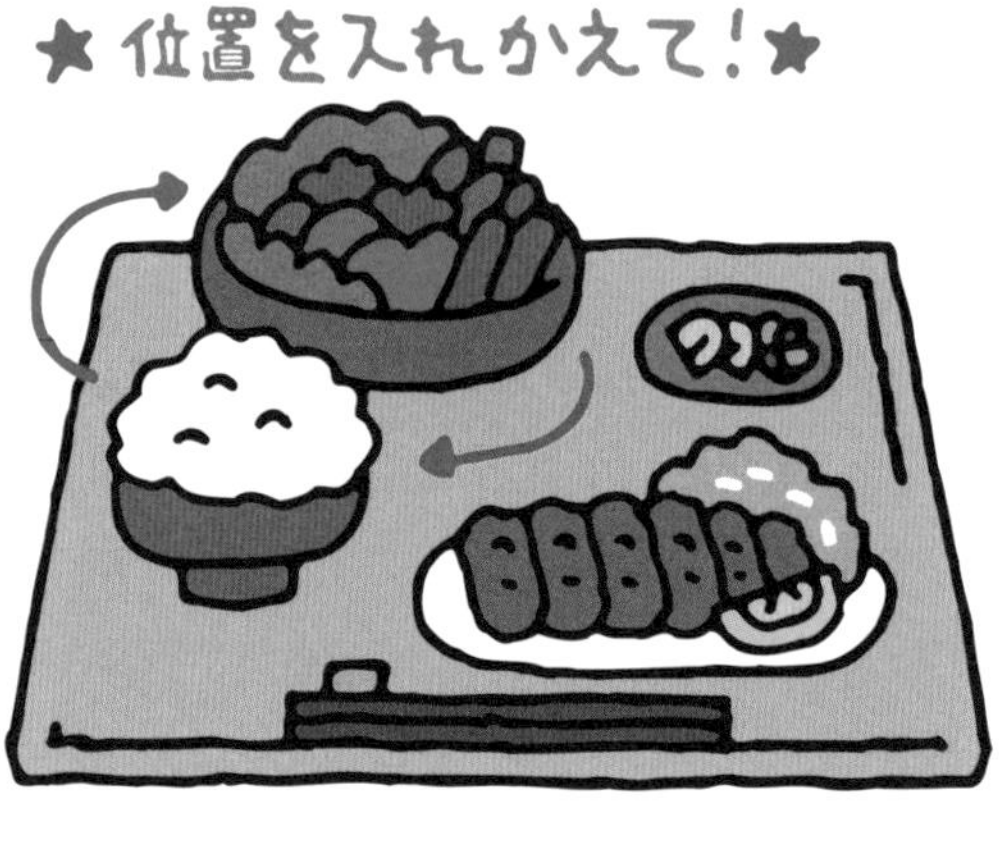

「三角食べ」は、血糖値を上げる食べ方だった！

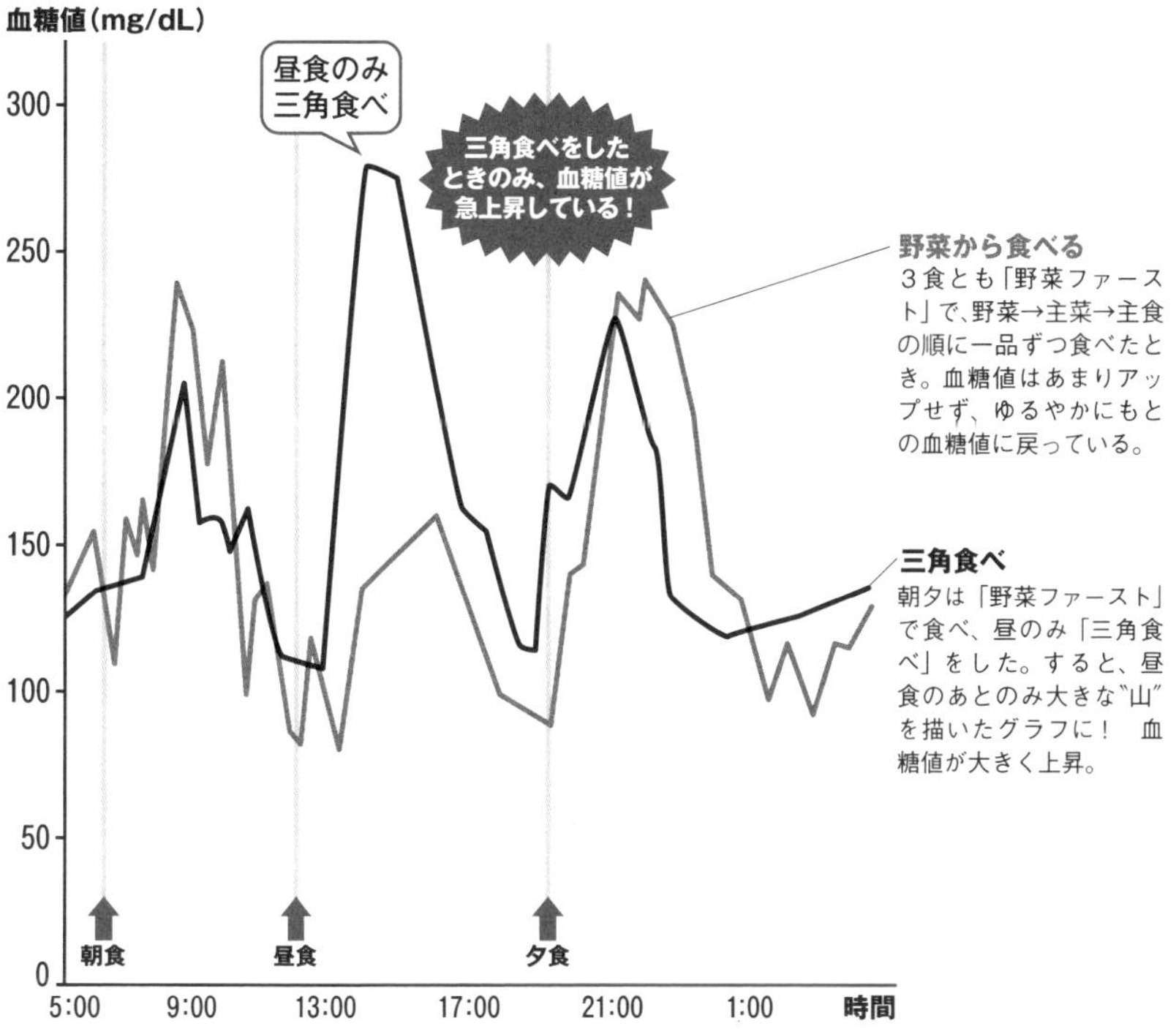

出典◎今井佐恵子、梶山靜夫、食物学会誌-74,1-9,2019

小学生の頃、給食で「三角食べ」を教わりました。ご飯（パン）、おかず、汁ものを少しずつ順番にとるとバランスよく食べられる、という理由からだったのですが、血糖値の面から考えると……。ご飯を最初のほうに食べることになり、血糖値を上げてしまいます。汁ものでご飯を流し込むこともあるため、咀嚼《そしゃく》の回数が減少。どんどん口の中に入れてしまって、早食いや食べすぎにもなりかねません。

前ページのグラフは、糖尿病の人が「野菜から食べたとき」「昼のみ三角食べをしたとき」の血糖値の推移を比較したものです。結果、「三角食べ」で、血糖値が大きく上昇！　野菜、メイン、最後に主食の順で食べる「コース食べ」を心がけて。

丼なら、別盛りにして

親子丼、カツ丼、天丼などは、どれもご飯に汁がしみ込んでおいしく、ガツガツ食べたくなる気持ち、よくわかります。けれど、おかずとご飯を同時に食べることになり、食後血糖値を大きく上げることは目に見えています。

どうしても食べたいのなら、別皿に分けて食べるのがおすすめです。そのときも、最初に野菜の1品を加えることを忘れずに！　野菜→丼の上にのせる具→ご飯の順番で食べましょう。

「野菜だから」といって漬物を合わせると、箸が進んでご飯を食べすぎてしまいがち。お浸しやサラダなど、野菜中心の小鉢にしてください。

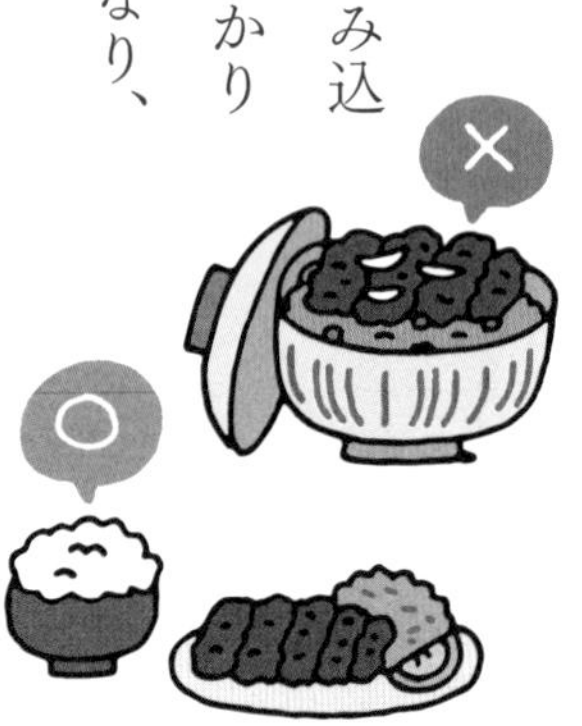

ご飯は奥に置いて、自分から遠ざける

配膳の仕方にも、ひと工夫を。

定食のように料理が目の前に並んだとき、温かいご飯が手前にあると、つい先に手がのびてしまいませんか？　ご飯は体から遠いところに置く！　手にしにくいところにあれば、その気持ちを抑えられます。

コース料理のように、1品ずつ食卓に出すこともゆっくり食べに効果的です。

一度に全部並べると、うどんなどの麺類の場合は、野菜料理を食べているあいだにのびてしまいます。野菜料理や主菜を食べてから、麺類をゆでればいいのです。そうすると、ゆっくり食べられ、満腹中枢を刺激する時間をかせぐことができて、食べすぎも防げます。

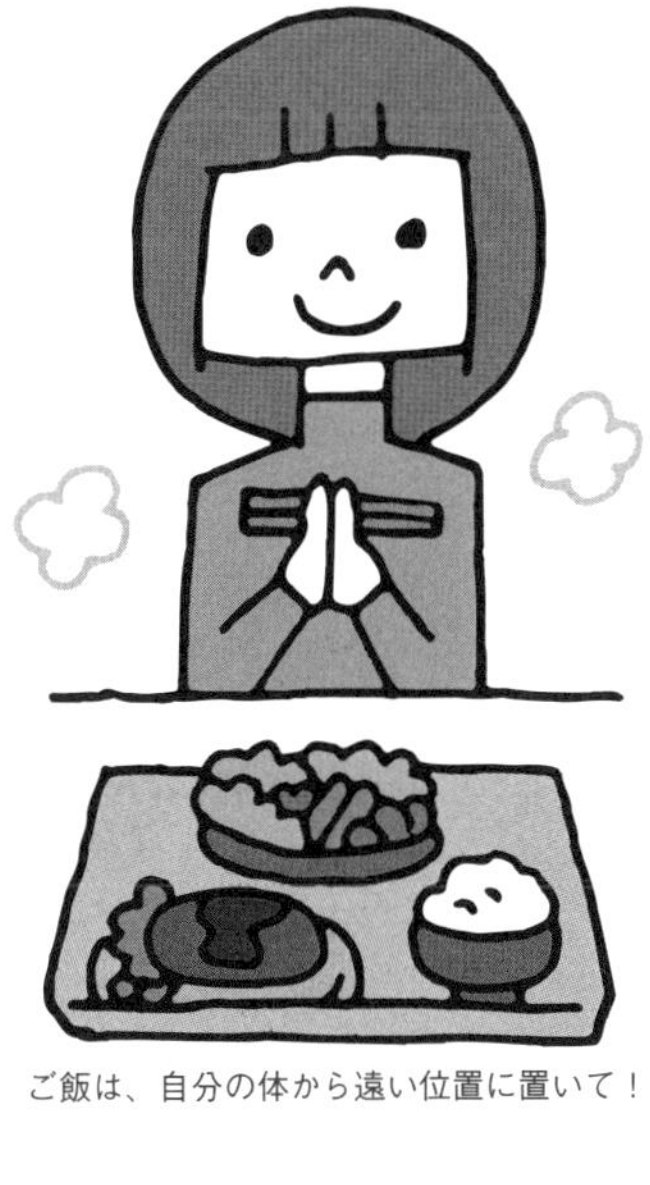

ご飯は、自分の体から遠い位置に置いて！

実践 6

たとえば
ラーメン＆炒飯セット。
お得セットには
血糖値に悪影響の
あるもの、多し！
最初の「5分」のために
〝野菜〟をプラスして！

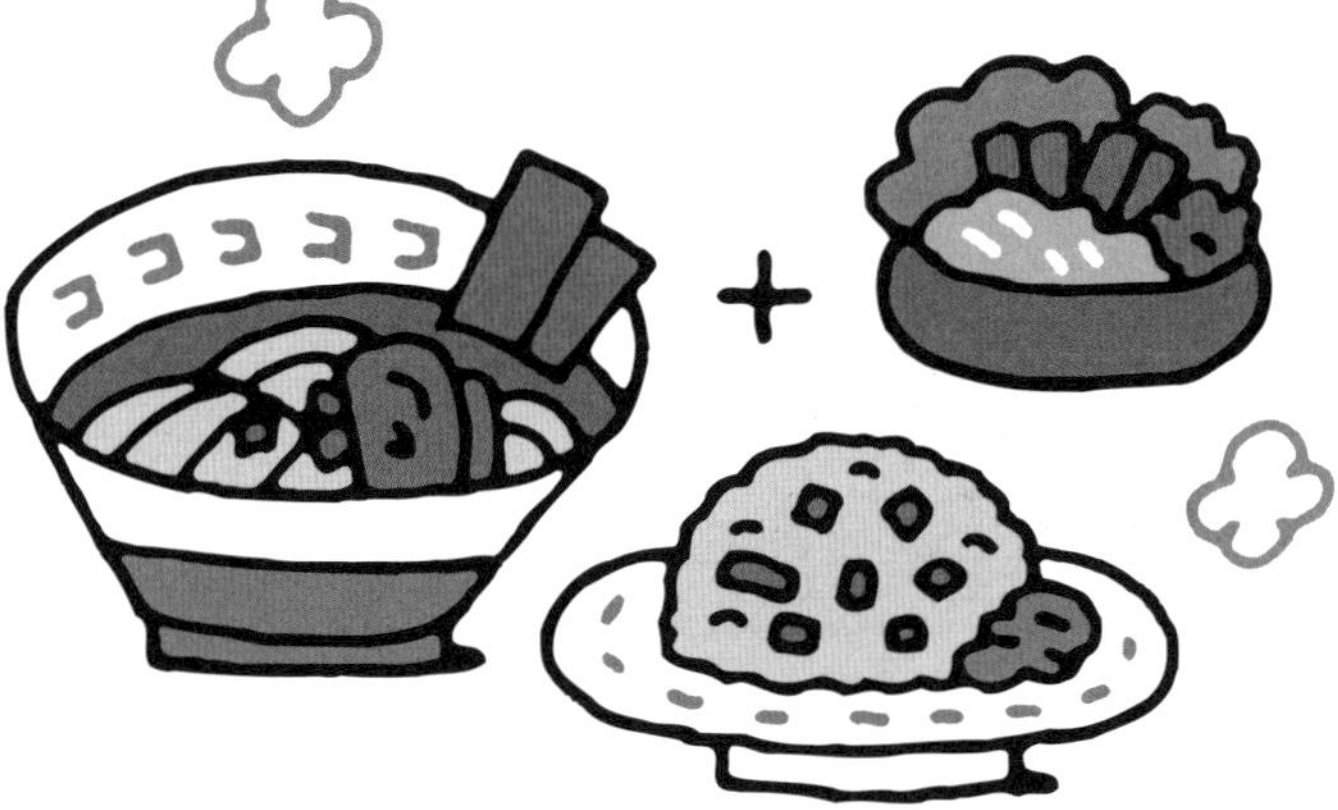

ある日のこと。午後の遅めの診察だと、昼食をとってから5~6時間あくことになるのですが、その時間でも血糖値がかなり高い患者さんがいました。不思議に思って昼食に食べたものを聞くと「カツカレー」との返事。おやつを食べていないのに、それだけ長い時間血糖値に影響を与えてしまうのです。

そんなときには、やっぱり「野菜を1品」加えて、先に5分かけて食べるようにしてください。

財布にやさしくボリューム満点な、たとえばラーメンと炒飯のセット、うどんとお寿司のセットなど。かなりお得に感じますが、体にとってはまったくの逆!〈炭水化物+炭水化物〉の組み合わせで、どう考えても糖分のとりすぎです。とくにラーメンと炒飯のセットは、脂質もたっぷりで高カロリー。食後血糖値はきっと高くなっているに違いありません。

中華料理店では、ちゃんぽんやタンメンなど、野菜たっぷりのメニューがおすすめです。ギョウザや春巻き、シュウマイも、皮に炭水化物の小麦が使われているので、野菜を先に5分かけて食べてから、最後に食べるようにしてください。

揚げ物を食べるなら、先に添えられたキャベツを5分かけて食べてから。「キャベツのおかわり無料」こそ、本当の〝お得〟です。ただし、キャベツだけでお腹いっぱいにしないでくださいね。バランスは大事です。

コロッケパンや焼きそばパンなどの惣菜パンも、ラーメンと炒飯のセットと同じ、〈炭水化物＋炭水化物〉のメニューです。とくにコロッケパンは、じゃがいも、フライの衣、パンと、炭水化物のオンパレード。

……と、ダメなメニューをあげましたが、たまには食べたくなるものです。そんなときは、やはり野菜を先に5分かけて食べてから。これを実践してください。

また、糖質たっぷりなメニューにひかれるのは、大体お腹が減っているときです。野菜サラダや小鉢を食べているうちに、空腹感が治まってくればこっちのもの。空腹時こそ「5分」を意識しましょう！

炭水化物たっぷりメニューが好きだったけど……

56歳　男性

やせているから大丈夫、ということはないのですね。やせていることに安心して、麺類にご飯のような炭水化物たっぷりの、大好きなメニューをよく食べていました。それが影響していたのか、受診する1年半前から喉の渇きがあり、夜中は1時間おきにトイレに行く状態でした。足の裏がピリピリとして、しびれたような痛みがあり、先生によると「糖尿病性神経障害」という合併症を起こしていたようです。私の場合、「尿にたくさん糖が出ているからやせた」とのことでした。

そこで、この食事法を治療にとり入れることになりました。食事内容も見直して、昼に持参するお弁当は2つにしました。1つのお弁当箱にブロッコリーや野菜を詰めて、もう1つにはおかずとご飯を。野菜のお弁当箱が空になってから、おかずとご飯のお弁当箱を開けるようにしたところ、血糖値がかなり下がっていき、体重は少しずつ増えて、標準体重に近づいていきました。喉の渇きはすぐマシになり、夜中の尿意も落ち着いて、寝られるように。以前は途中でダウンしていたゴルフのコースも、最後までまわれるようになりました。

ある程度続けて、HbA1cの値はずいぶんよくなったのですが、そこから下がりが悪くなったので、飲み薬が処方されました。その後、HbA1cがまたさらに下がって、6.8%とかなり改善されました。

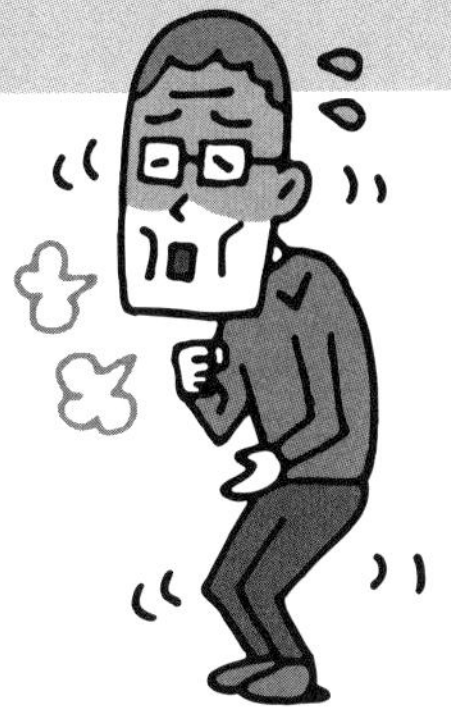

Before

身長　171㎝
体重　51.4㎏
HbA1c　12.3%
（“やせ型の糖尿病”だった）

↓ 1年後

After

HbA1c 6.8%!
体重 57.9㎏
標準体重に近づいた!

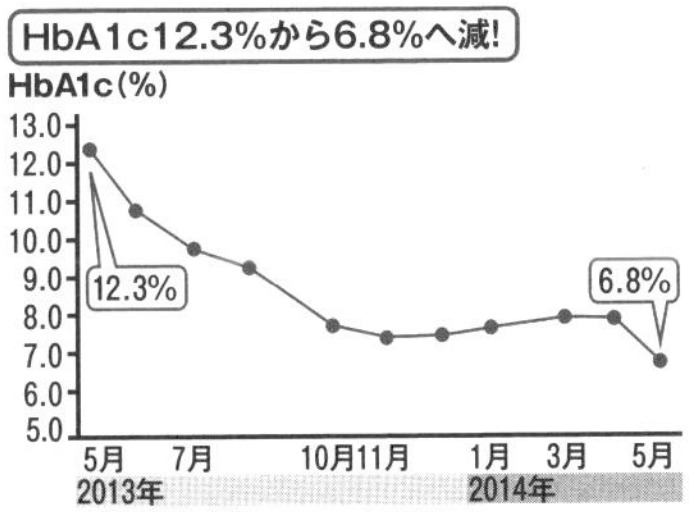
HbA1c12.3%から6.8%へ減！
HbA1c(%)
13.0
12.0
11.0
10.0
9.0
8.0
7.0
6.0
5.0
12.3%
6.8%
5月
7月
10月11月
1月
3月
5月
2013年
2014年

お弁当による食べる順番で、順調に下がった。

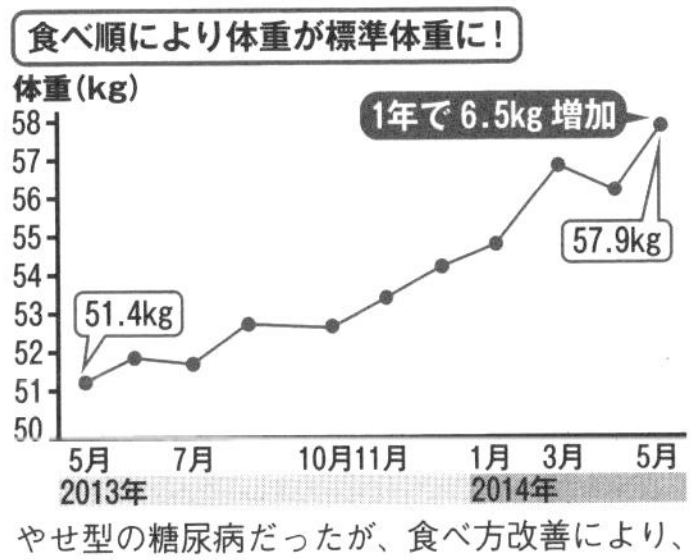
食べ順により体重が標準体重に！
体重(kg)
58
57
56
55
54
53
52
51
50
1年で 6.5kg 増加
57.9kg
51.4kg
5月
7月
10月11月
1月
3月
5月
2013年
2014年

やせ型の糖尿病だったが、食べ方改善により、標準体重に近づいていった。

実践 7

アルコールは適度に。最初の1杯は、野菜料理を食べたあとで

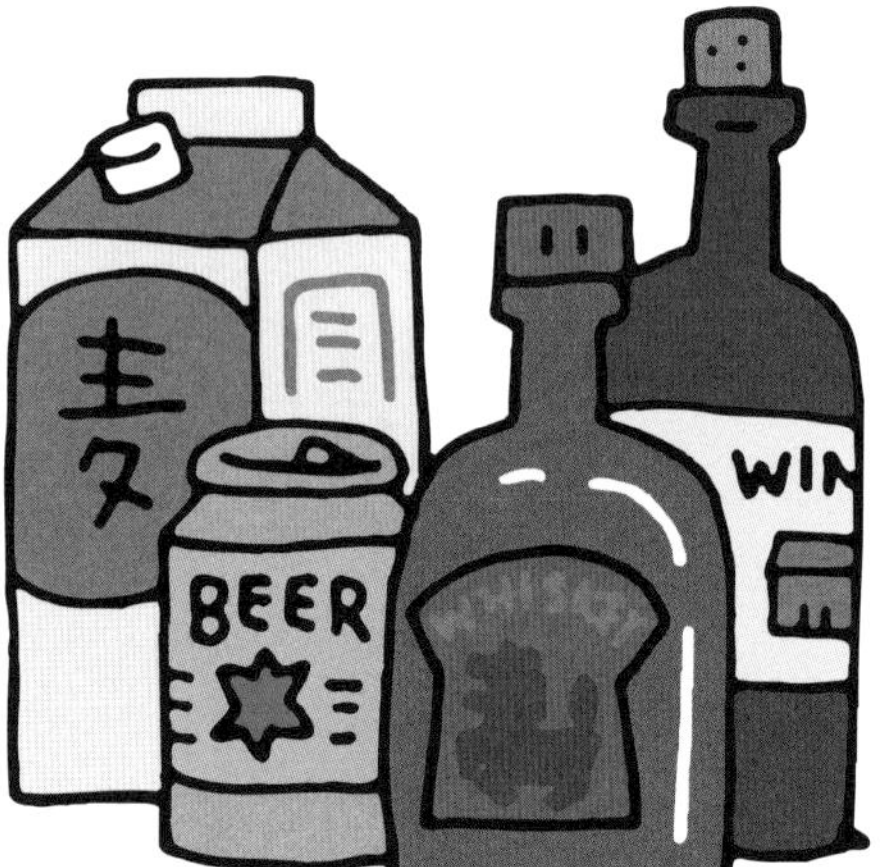

アルコールは、日本酒やビールなど糖質を多く含むものもあり、基本的に高カロリー。揚げものや濃い味つけの料理と相性がよく、食べすぎることもありますし、血糖コントロールが難しくなります。

とはいえ、適量のお酒はストレス解消になりますし、ガマンしてストレスをためるのも健康によくありません。血糖値に問題がなく、ルールを守れるのであれば、適度にお酒を楽しむのはＯＫです。

ただし、最初の１杯は、野菜料理を食べたあとで！　野菜スティックでもキムチでも。そして、脂質や糖質たっぷりのメニューは避けて、チーズや枝豆など、たんぱく質が豊富な食材をつまみに飲むようにしてみてください。

適量の目安は、ビール中瓶１本、日本酒１合程度。肝臓は糖の代謝よりアルコールの分解を優先するので、飲酒時は血糖値の調節が後回しになります。がんばって働く肝臓を休めるためにも、週に１～２回は休肝日を設けること。お酒を楽しみたいのなら、きちんと休憩をとりましょう。

糖尿病患者さんで、薬による治療を受けている場合は、食事をとらずに飲酒すると「低血糖」を起こすことがあります。血糖値は高すぎてもよくありませんが、低すぎるのも問題で、重い合併症を引き起こす危険性があります。

合併症がなく、血糖コントロールができているのなら、次のルールを守ってお酒と上手につき合っていきましょう。

気をつけたい！

お酒と上手に暮らすコツ

- 最初の1杯は、野菜料理を食べてから。
- 脂質や糖質、塩分の多いメニューは避け、たんぱく質のつまみで飲む。
- ビール中瓶1本、日本酒1合程度が適量の目安。深酒はNG。
- 週に1～2回、休肝日をつくる。
- 最後のしめの誘惑に負けない。

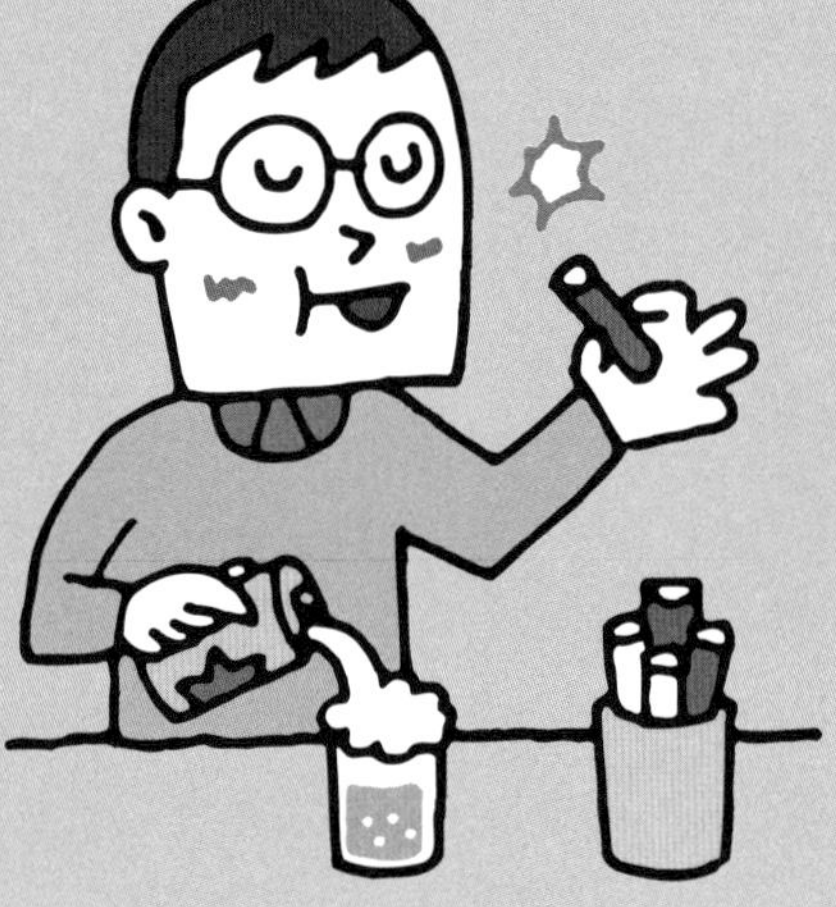

実践 8

意外な落とし穴は
果物にあり！

午後3時ごろに
イチゴはＯＫ、
リンゴなら半分で

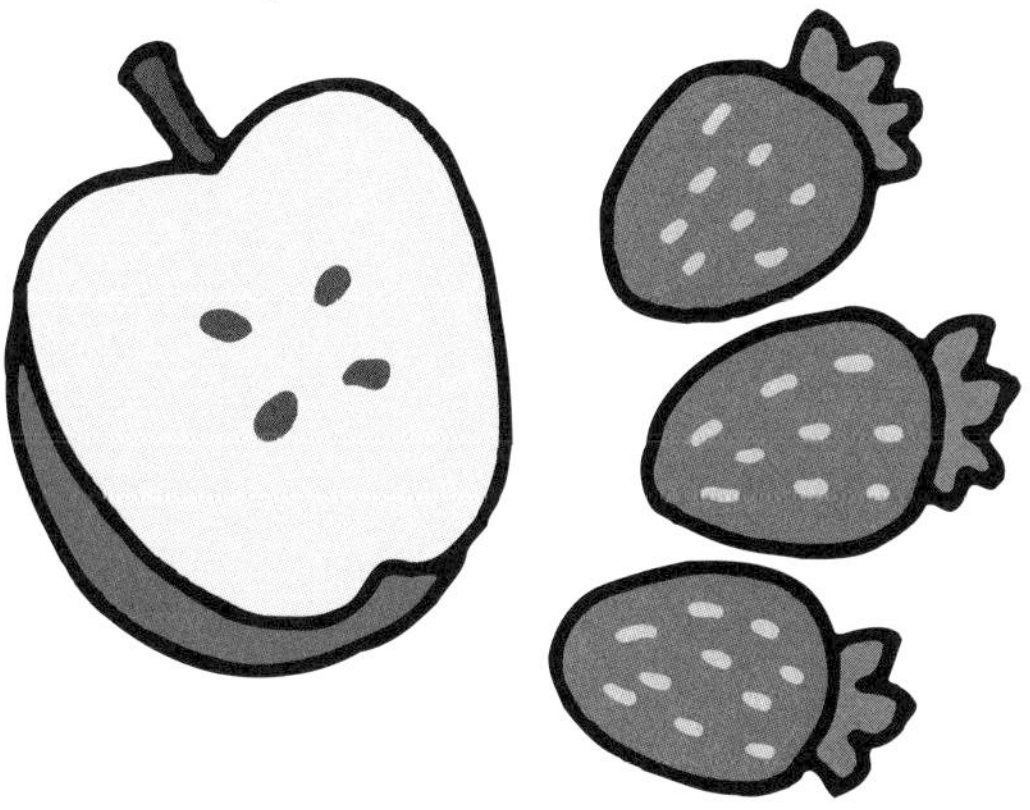

「野菜ファースト」誕生のきっかけは、入院患者さんの朝食の果物でした。果物には「ブドウ糖」や「果糖」「ショ糖」が多く含まれ、血糖値を大きく上げる原因になります。とくに日本の果物は甘くておいしく、食べごたえがあります。

果物に含まれる果糖が直接作用して血糖値を急上昇させることはありませんが、中性脂肪を増やしてしまいます。すると、インスリンが効きにくくなりますし、肝臓に中性脂肪が蓄積して「脂肪肝」を引き起こす可能性があります。脂肪肝になると、動脈硬化や心筋梗塞といった血管系の病気のリスクが高まります。

……とはいえ、果物にはビタミンやミネラルなど、体に必要な栄養が含まれているのも事実。おいしい果物を食べると、満足感も得られます。なので、食べる時間を変えてみてください。果物の場合も、74ページでお伝えした「お菓子のベストタイム」の「15時ごろ」がベストです。

できれば、イチゴやグレープフルーツ、リンゴなら½個など、血糖値が上がりにくい果物を選び、食べすぎないように。糖質の多いバナナや柿、ブドウ、みかんなどは控えたいところです。

油断しておやつを食べすぎて、リバウンドしましたが……

73歳　男性

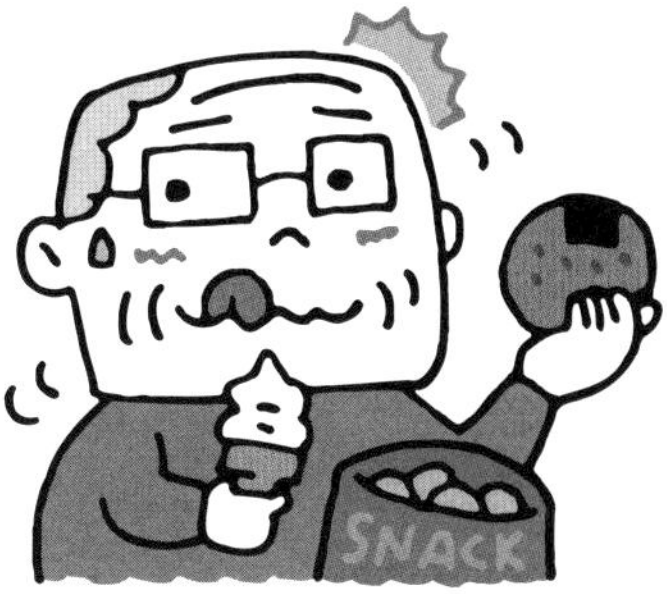
SNACK

Before

身長　163㎝
体重　61.4㎏
HbA1c　8.4%

↓ 1年後

After

HbA1c
6.9%!

丼ものや炒飯、うどん、コロッケなど炭水化物中心のメニューを選ぶことが多く、外食もよくしていました。そのうえ早食いで、果物やあめ、お菓子が好きで、バナナやみかんもよく食べていましたね。

病院では薬が処方され、栄養指導では「ゆっくり食べること」「野菜を先に食べること」の2点を指導されました。早食いにならないようメニューを見直して、野菜料理に5分以上かけるようにして、コーヒーに砂糖を入れるのをやめ、バナナでなくヨーグルトを食べるようにして……。とにかくトマトなどの野菜をたくさん食べるようにしました。外食時には、サラダバーのあるレストランを選び、最初に野菜を5分以上かけて食べました。

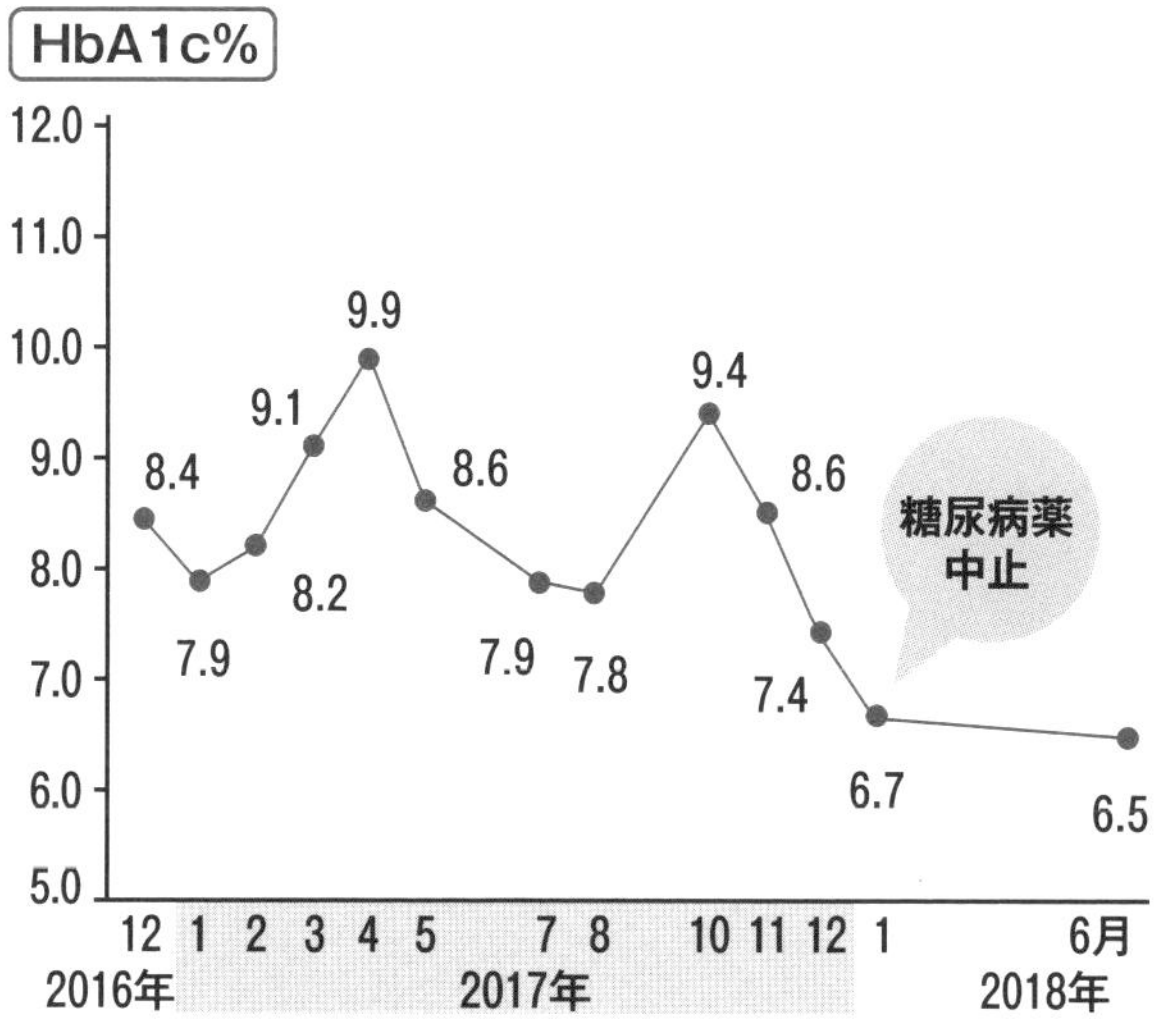
HbA1c%
12.0
11.0
10.0
9.0
8.0
7.0
6.0
5.0
8.4
7.9
8.2
9.1
9.9
8.6
7.9
7.8
9.4
8.6
7.4
6.7
6.5
糖尿病薬中止
12
1
2
3
4
5
7
8
10
11
12
1
6月
2016年
2017年
2018年

するとどんどん改善していったのですが、この下がり方に油断して、果物やアイスクリームを食べてしまうと、また血糖値が急上昇！　数字は正直ですね。これにこりて、真面目に取り組んだところ、1年ちょっとで薬なしでも大丈夫なほど改善しました。

実践 9

お菓子を食べるなら カカオ70%以上の ダークチョコレート

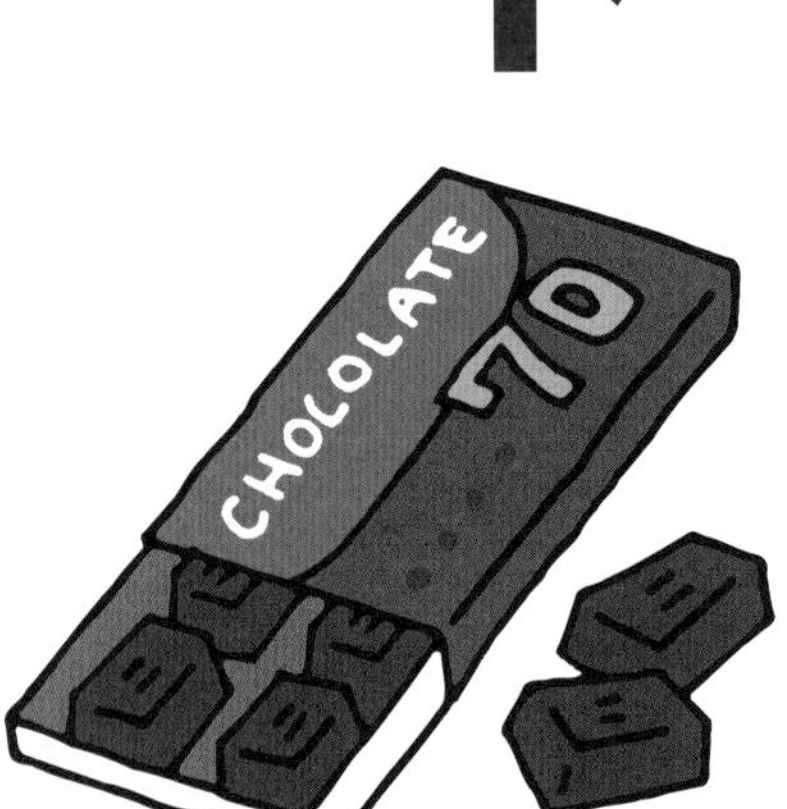

お菓子を食べるなら「午後3時ごろ」とお伝えしましたが、「何を食べてもいいの？」とお菓子の種類が気になる人もいるでしょう。基本的には、自身のストレスにならないように、ほどよく、好きなものを食べてください。

けれど、**あえておすすめを伝えるなら、カカオ70％以上のダークチョコレート（個包装）を3～4枚、ナッツ20粒（油や塩をまぶしていないもの）。脂質と糖質がたっぷりの洋菓子に比べれば、粒あんを使った和菓子などのほうが、血糖値の面では体にやさしい食べ物です。**粒あんの糖分は気になるものの、豆の皮には食物繊維が多く含まれていますから。

注意すべきは、菓子パンです。「菓子パンはパンだから」と、朝食や昼食をこれだけですませていませんか？　パンはもちろん糖質からできており、クリームパンやジャムパンなどの中身は、脂肪や糖質をたっぷり含んでいます。また、菓子パンに甘いジュースを組み合わせると、かなりの糖分過多になります。

菓子パンはお菓子のグループと考えて、どうしても食べたいなら「3時」です。

実践 10

野菜ばかりではダメ！

肉や魚、ご飯の量が
極端に少ないのは
「サルコペニア」
「フレイル」を
引き起こす危険性が！

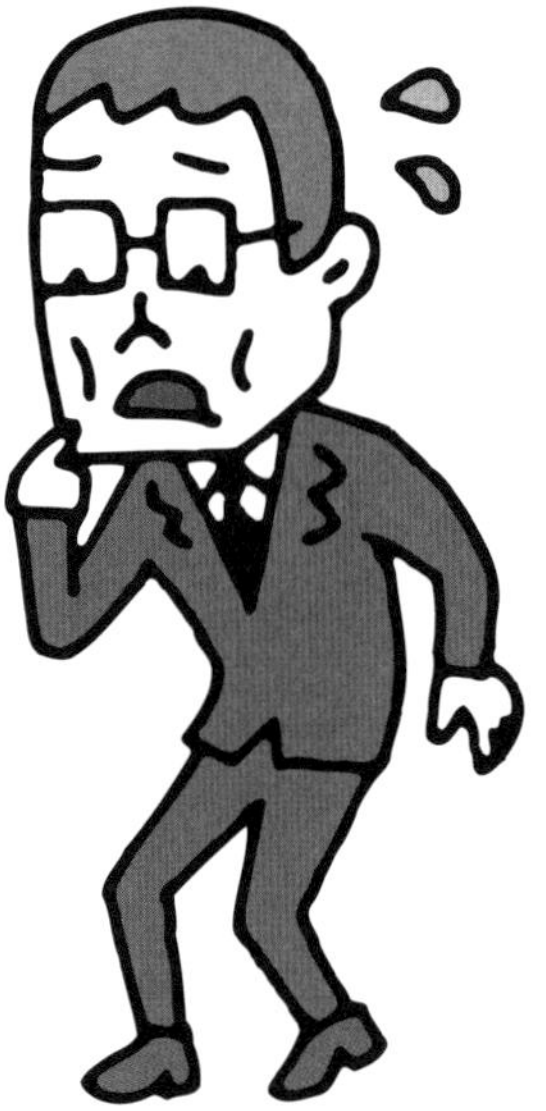

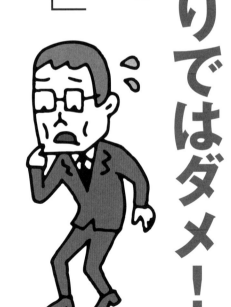

血糖コントロールをラクにする「5分×3」の食事法ですが、野菜ばかりがんばって食べて、主菜や主食の量が極端に減るのはNGです！　体に必要な栄養が不足して、低栄養を招きかねません。

低栄養になると、筋力や身体機能が低下する「サルコペニア」、要介護の一歩手前にあたる「フレイル」のリスクが高まります。とくに、やせすぎの高齢者、すでに低栄養の人、成長期のお子さんは体重が減らないように注意しながら、最後の主食までとれるよう工夫しましょう。

お腹がいっぱいになってご飯が食べられないのなら、全体の量を見直したり、おかずを半分食べてから残りをご飯と一緒に食べたりしてくださいね。

「血糖値」をコントロールして頭も体も心も元気に、人生を楽しみましょう！

〝一生健康〟のために、ジムで体を鍛えている人もいるでしょうが、それと同じように、「食べ方」が健康のカギを握っていることを、本書でおわかりいただけたかと思います。食べることは、生きること。楽しい食事は、健康を含めた〝人生そのもの〟を豊かにしてくれます。「5分×3」の食事法は、楽しく食事をしてほしいという願いから生まれました。「あれもダメ」「これもガマン」と食事を制限することなく、充実した食生活を送りながら血糖値を正常にコントロールして、一生健康でいてほしいのです。

さらにこの食事法に「運動」をプラスすると大きな効果が見込めます。運動はブドウ糖や脂肪の消費を助け、インスリンの働きが低下している場合は、毎日続けることでその働きを改善するという、うれしい効果も期待できます。

そこで本書の最後にオマケとして、無理なく続けられる「梶山流のスロースクワット」をみなさんにお伝えしましょう。

「スクワット」は、とくに大きな筋肉が集まる太ももを鍛えるので、効率よく血糖値の上昇を抑えられます。さらに「腹式呼吸」を加えると、有酸素運動もできて一石二鳥！〝軽く〟でいいので負担なく続けられるはずです。朝食と夕食のあとに20回、おへその下の「丹田」を意識しながらゆっくりペースで行ってください。

みなさんが、楽しく食べ続けて、100歳まで元気に、豊かな毎日を過ごすことを祈りつつ。

梶山静夫
今井佐恵子

梶山流腹式呼吸付きスロースクワット

注意!

- ひざに負担を感じる人、運動に自信がない人は、イスの背やテーブルなど、支えを使うとやりやすくなります。
- 決してムリはしないでください。

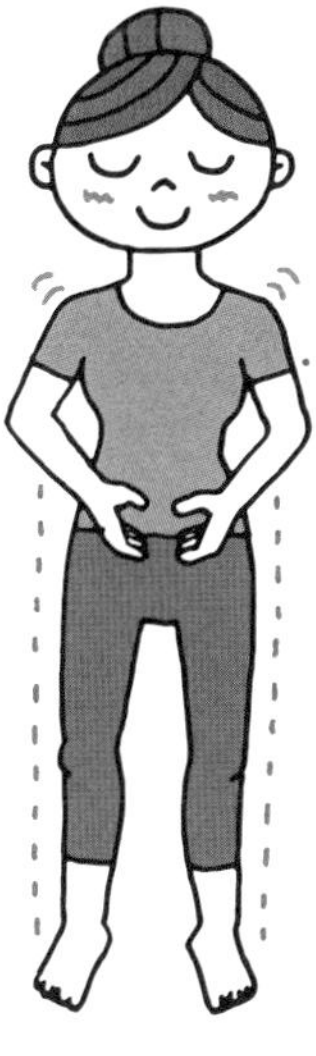

1 両足を肩幅に開いて立ち、全身のチカラを抜く。両手の手のひらを上にして、おへその下に指を当てる。丹田を意識する。

2 背筋をまっすぐ伸ばし、5秒かけて口から息を吐く。このとき、両手は左右に開きつつ、ひざを〝軽く〟曲げて腰を落としていく。

3 息を吐ききったら、5秒かけてゆっくり腰を上げながらひざを伸ばし、鼻から息を吸う。このとき、両手を閉じつつ**1**に戻る。

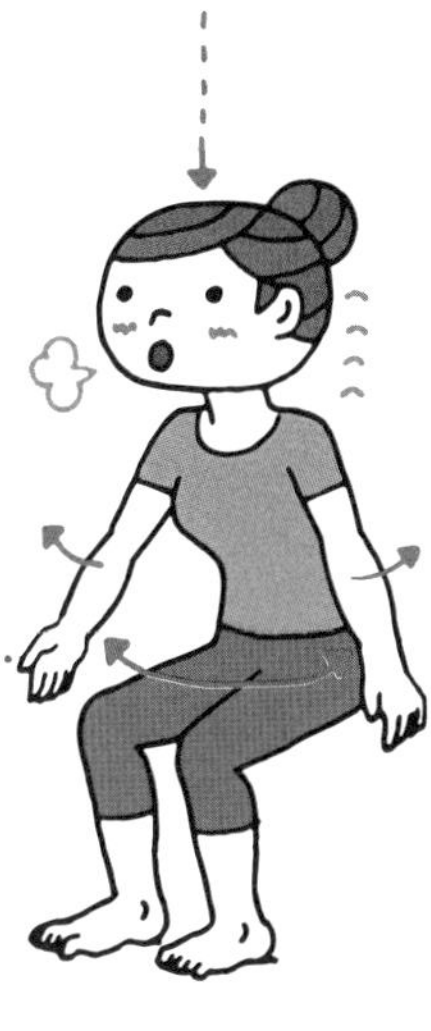

STAFF
取材　藤田幸恵
イラスト　黒崎 玄
写真　岡 利恵子（本社写真部）
デザイン　岡 孝治（カバー）
東京カラーフォト・プロセス株式会社（本文）
校閲　鷗来堂
編集　深山里映
協力　足立区こころとからだの健康づくり課
つつみの一歩

たった5分！

食べ方を少し変えるだけで、

「病気にならない！」

「好きなものを食べ続ける！」を
かなえる本

著者　梶山静夫　今井佐恵子
編集人　新井 晋
発行人　倉次辰男
発行所　株式会社　主婦と生活社
〒104-8357
東京都中央区京橋3-5-7
編集部　tel. 03-3563-5136
販売部　tel. 03-3563-5121
生産部　tel. 03-3563-5125
https://www.shufu.co.jp
製版所　東京カラーフォト・プロセス株式会社
印刷所　大日本印刷株式会社
製本所　株式会社若林製本工場
ISBN978-4-391-15555-6

梶山静夫（かじやま しずお）
医療法人社団啓政会「梶山内科クリニック」院長。京都府立医科大学客員講師。医学博士。糖尿病専門医・指導医、日本糖尿病学会功労学術評議員など。1977年に京都府立医科大学卒業後、同大学第一内科助手に。明治国際医療大学内科学教室教授、京都市立病院糖尿病・代謝内科部長を経て、2004年に梶山内科クリニックを開業。専門は糖尿病と栄養学。食べる順番による血糖値の変化に着目して研究を20年以上続け、そこからのエビデンスを元に、画期的な糖尿病の食事療法「食べる順番療法」である、通称「野菜ファースト」を考案する。血糖値の低下、体重の減少などに絶大な効果が現れ、さまざまなメディアが紹介。多くの人々に実践され、受け入れられてきた。

今井佐恵子（いまい さえこ）
京都女子大学家政学部食物栄養学科教授。農学博士（京都府立大学）。研究分野は応用健康学。病院における管理栄養士としての実務経験を生かし、管理栄養士の教育に携わりつつ、梶山内科クリニック院長梶山静夫氏とともに糖尿病食事療法の指導及び研究を続け、「食べる順番療法」である「野菜ファースト」を考案。高血糖を抑制する独自の糖尿病食事療法と合併症に関する研究、食事の摂取時間と摂取方法が血糖変動・ホルモン動態に及ぼす影響に関する研究等がテーマ。糖尿病関連の書籍から食事を食べる順番に着目した書籍まで、著書多数。